# 心力衰竭防治之路

——一把打开心力衰竭防治之门的钥匙

刘坤申　编著

北京大学医学出版社

XINLI SHUAIJIE FANGZHI ZHILU

**图书在版编目(CIP)数据**

心力衰竭防治之路/刘坤申编著.
—北京大学医学出版社,2005.7
ISBN 7-81071-702-2

Ⅰ.心… Ⅱ.刘… Ⅲ.心力衰竭—防治
Ⅳ.R541.6

中国版本图书馆 CIP 数据核字(2005)第 067521 号

### 心力衰竭防治之路

编 著:刘坤申
出版发行:北京大学医学出版社(电话:010-82802230)
地 址:(100083)北京市海淀区学院路 38 号
       北京大学医学部院内
网 址:http://www.pumpress.com.cn
E-mail:booksale@bjmu.edu.cn
印 刷:北京东方圣雅印刷有限公司
经 销:新华书店
责任编辑:常元勋   责任校对:焦 娴   责任印制:郭桂兰
开 本:850mm×1168mm   1/32
  印张:8   字数:205 千字
版 次:2005 年 8 月第 1 版 2006 年 2 月第 2 次印刷
印 数:6001—9000 册
书 号:ISBN7-81071-702-2/R·702
定 价:16.00 元

版权所有,违者必究
(凡属质量问题请与本社发行部联系退换)

## 主题歌

## 向心力衰竭患者奉献一颗赤诚的心

——白衣天使之歌

我是圣洁的白衣天使
我是驱散病魔的明灯
释放我的全部光和热
激情

让病人找到家的温暖
让患者燃起生的希望
让颗颗有病的心得到阳光雨露
让每个患病的家庭沐浴和煦春风
健康教育宣传科学防病治病
仁者爱人
遍施仁术
普救众生

# 序

　　心力衰竭是各种心脏病的晚期阶段,是21世纪的流行病。美国有500万心力衰竭患者,每年新诊断心力衰竭50万。我国人口基数大,随着步入老龄社会,其心力衰竭患者总数应该具有比美国更为巨大的数字。心力衰竭致死致残率高,有临床症状的慢性心力衰竭患者5年存活率大约50%,在预后上是仅次于肺癌的最恶性疾病;也是千百万心脏病患者最后决战命运的战场。确实需要转变单靠几个主要大医院收治患者的旧模式,而创造基层医生和社区为主防治心力衰竭的新模式,并应把防治知识交给群众,开展群防群治。因此,普及科学规范防治心力衰竭的知识至关重要。

　　自20世纪80年代以来,多个大型多中心前瞻性随机临床试验陆续揭示了ACE抑制剂、β受体阻滞剂、醛固酮受体拮抗剂防治慢性心力衰竭、降低死亡率的卓越疗效。目前迫切需要将大型临床试验已取得的成果,以及权威学术组织根据这些试验结果所制定的指南,转化为各级医师防治慢性心力衰竭的临床实践。

　　刘坤申教授为心血管病防治领域的资深专家,身体力行,多年来在慢性心力衰竭防治中实施指南的精神。他在这本书中将自己实践指南、防治心力衰竭的切身体会与具有中国特色的中医中药相结合,绘声绘色地描述了与心力衰竭斗争的诸多侧面。他采用与年轻医师和患者恳谈的短文方式,并运用已故毛泽东主席"战略上藐视疾病,战术上重视疾病",以及"促进矛盾向有利方面转化"的哲学思想,唤起年轻医生和患者防治心力衰竭的斗志。相信,这将有益于心力衰竭防治指南向临床实践的转化,并促进心力衰竭的群防群治。

**胡大一**

上海同济大学医学院

北京大学人民医院

2005.1.2

# 前　言

根据美国著名心脏病学家 Braunwald 的预测,心力衰竭和心房颤动是 21 世纪的流行病。学术界认为,心力衰竭是各种心脏病走向晚期阶段的必然结局,死亡率和致残率高,预后与恶性肿瘤相似。

因此,心脏病和心力衰竭的早期防治十分重要。虽然心力衰竭的治疗数十年来取得了重大进展,但仍未能彻底改变其不良的预后,严重心力衰竭年死亡率高达 50%。因此,防治心脏病和心力衰竭的路是一条布满荆棘的路,是众多患者呼吁医生拯救生命的路。

我作为一名资深的心脏病专科医师,数十年来不断苦苦探索心脏病和心力衰竭的防治之路。多少严重心脏病和心力衰竭患者生离死别,多少难治性心脏病和心力衰竭患者起死回生,重现健康和活力,我历历在目。这些阅历日益充实丰富着我与心脏病和心力衰竭斗争的勇气和智慧。

我感到心脏病和心力衰竭正像已故毛泽东主席当年比喻帝国主义一样,它是"真老虎",成千上万地"吃人"。但通过我们施以精湛的医术,许多心脏病和心力衰竭病人得到挽救。所以,它又是"纸老虎"。近年来,尤其是大型临床试验对心脏病和心力衰竭的治疗指明了航向。三年多来,经我救治的心力衰竭患者几乎无死亡,使许多家医院治疗无效的大心脏心力衰竭患者心脏缩小,心功能改善或完全恢复正常,这一切更增强我与心力衰竭斗争的信念。我坚信,这是一条治疗心脏病和心力衰竭的正确道路,是降低死亡率、提高生存率的光明之路。

——一把打开心力衰竭防治之门的钥匙

我愿将防治心力衰竭的热心献给正在与心力衰竭斗争的患者和家属，献给正在防病治病第一线战斗的青年医生。以期坚定患者、家属和青年医生防治心力衰竭的信念，使患者看到光明和希望，帮助青年医生拨开迷雾，看清防治心脏病和心力衰竭的正确道路。

目前，药物治疗仍是临床治疗心力衰竭的普遍方法，是广大医生和患者战胜心脏病和心力衰竭的主要武器。事实证明，医疗技术是一种高超的艺术，学好用好这种艺术，可使大多数病人益寿延年，提高生活质量，并保持健康和活力。

在这里，我真诚希望患有心脏病和心力衰竭的朋友，充分认识心脏病和心力衰竭是可防可治的疾病，在疾病未走向终末期之前，防患于未然。本书将介绍防病、治病和养生的方法。另外，奉劝已患有心力衰竭的朋友，也要坚定战胜疾病的信念，用已故毛泽东主席"真老虎"和"纸老虎"的哲学思想看待疾病。

当您读完此书时，心中可能点燃希望的灯塔，它将照耀您战胜疾病的航程。书中的理念可能教给您益寿延年、防病治病的方法，教给您克服困难的勇气和智慧；使您充分调动一切积极因素，克服消极因素，使病情峰回路转，重现光明。

**刘坤申**
于河北医科大学第一医院心脏中心
2005.3

# 目　　录

| | | |
|---|---|---|
| 1 | 到心脏和血管中去"旅行" | 1 |
| 2 | 什么是心力衰竭 | 7 |
| 3 | 心脏功能的评价 | 10 |
| 4 | 航程和灯塔 | 15 |
| 5 | 心力衰竭的病因 | 22 |
| 6 | 心室重构——心力衰竭来临的信号 | 25 |
| 7 | 改善心室重构——心力衰竭治疗的根本措施 | 29 |
| 8 | 心力衰竭治疗,防病为先 | 34 |
| 9 | 对因治疗,就会有奇效 | 39 |
| 10 | 心力衰竭病人液体潴留的判断 | 46 |
| 11 | 消除液体潴留的关键药物——利尿剂 | 49 |
| 12 | 心力衰竭伴血容量减少性低钠血症怎么办 | 53 |
| 13 | 小剂量,常利尿 | 56 |
| 14 | 具有灵性的药物——螺内酯 | 61 |
| 15 | 若明若暗的强心药物——洋地黄 | 66 |
| 16 | 如何使用经典强心药物洋地黄 | 70 |
| 17 | 心力衰竭防治的基础药物——ACE 抑制剂的心脏保护作用 | 74 |
| 18 | ACE 抑制剂用药中的暗礁——低血压和肾功能障碍 | 81 |
| 19 | 重症心力衰竭伴稀释性低钠血症怎么办 | 84 |
| 20 | 心力衰竭病人少尿无尿怎么办 | 91 |

| 21 | 心力衰竭病人最适宜的血钾水平是多少 …………… | 98 |
| 22 | 危险的灵药,几家欢乐几家愁 …………………………… | 100 |
| 23 | 心力衰竭治疗中的β受体阻滞剂家族 ………………… | 106 |
| 24 | β受体阻滞剂治疗慢性心力衰竭——"孩子抱牛"疗法 ………………………………………………………………… | 113 |
| 25 | β受体阻滞剂治疗心力衰竭时如何确定最佳剂量 ………………………………………………………………… | 119 |
| 26 | 冠心病心力衰竭病人的药物治疗策略 ………………… | 127 |
| 27 | 急性心肌梗死并发泵衰竭怎么办 ……………………… | 132 |
| 28 | 急性左心衰竭的抢救,何药力挽狂澜 ………………… | 139 |
| 29 | 氨力农、米力农——心脏移植前稳定病情的桥梁 …… | 144 |
| 30 | 严重心力衰竭时防治心律失常的思考 ………………… | 149 |
| 31 | 心力衰竭并发房性心律失常的处理经验 ……………… | 153 |
| 32 | 心力衰竭患者并发室性心律失常和心脏猝死的防治策略 ………………………………………………………… | 159 |
| 33 | 起搏器在心力衰竭和心律失常治疗中的作用 ……… | 165 |
| 34 | 瓣膜心脏病心力衰竭的治疗策略 ……………………… | 170 |
| 35 | 高血压并发心力衰竭时的药物治疗经验与策略 …… | 175 |
| 36 | 糖尿病和代谢综合征并发心力衰竭的防治经验与策略 …………………………………………………………… | 180 |
| 37 | 心力衰竭病人伴肾功能损害时的处理 ………………… | 186 |
| 38 | 补土泄木肝脾理,益气养阴保心脏 …………………… | 189 |
| 39 | 小青龙汤——急性肺水肿的"消泡剂" ………………… | 194 |
| 40 | 阴平阳秘,精神乃治 ……………………………………… | 197 |
| 41 | 扶正培本,挽救生命 ……………………………………… | 201 |
| 42 | 终末期难治性心力衰竭的治疗,路在何方 …………… | 203 |
| 43 | 休养生息治疗心力衰竭,心脏缩小不是梦 …………… | 212 |

44 心脏病和心力衰竭病人的养生之道……………………221
附录一 美国心脏学会(ACC)/美国心脏协会(AHA)关于
  终末期难治性心力衰竭的治疗指南(节录)……225
附录二 美国心脏学会(ACC)/美国心脏协会(AHA)关于
  舒张功能障碍指南(节录)……………………230
附录三 先天性心脏病心力衰竭的治疗……………………234
附录四 心脏超声检查在心力衰竭患者诊断和疗效评价
  中的应用………………………………………236
附录五 英文专业词汇略语表………………………………242

## 1 到心脏和血管中去"旅行"

到心脏和血管中去"旅行",这是科学幻想吧?是的。

22世纪的某一天,医生们决定派遣一支特殊的医疗小分队到心脏和血管中去做科学考察,这支小分队的队员都是纳米级的微型机器人,多才多艺的机灵鬼。它们的功能分别为微型摄像机、电生理工作站和化学分析器,每到一处它们都及时将最新的信息向位于体外的工作总站发回信息。

当这些多才多艺的机灵鬼们通过注射器分别从上下肢的一支静脉注入血管中时,啊!它们看到了五彩斑斓的世界,蓝红色的血液像山间小溪一样潺潺流动,在它们周围漂浮着大量红色圆盘状、中间薄而透明的红细胞;圆而又圆的像珍珠样晶莹的淋巴细胞;十分巨大像小冰山一样漂浮的巨大白细胞和巨噬细胞;较小的不规则漂浮物是血小板。在这些纳米级的机灵鬼看来,微米级的细胞简直是庞然大物。自此,机灵鬼们与这些伙伴一起,"朝辞白帝彩云间,千里江陵一日还",它们要顺着血流漂流到心脏,漂流到全身组织和器官去。

经过几道防止静脉血倒流的黄白色栅门——静脉瓣后,终于漂流到宽阔的蓝红色"江河",体外工作总站告诉它们,下腔静脉到了。这条蓝红色"江河"就像在蛇皮(内皮细胞衬里)一样的大管道中缓缓流动,很快望见一个广阔得像大湖一样的心腔,这就是右心房。啊,它们终于看到了从上肢静脉一路漂流进来的机灵鬼们,自上下肢静脉开始的漂流,流经上下腔静脉后,终于在右心房汇合了。

机灵鬼们兴高采烈地欢呼之余,赶快打开计算机阅读关于心脏的信息,以协助机灵鬼们做好心脏的科学考察。

心脏位于胸腔内的纵隔中,居中偏左,稳坐于横膈之上,它是近似圆锥形的空心肌性器官,内有四个心腔,圆锥底部靠右后偏上,有两个薄壁的心腔,是右心房和左心房,中间有房间隔隔开;而近心尖部是两个厚壁的心腔,即右心室和左心室,中间有肌性室间隔隔开。右心房汇集上下腔静脉回流的血液,血液中含有组织中的代谢废物,含氧低,色红蓝;由位于胸膜后的上腔静脉和位于腹膜后的下腔静脉两条主干腔静脉回流至右心房,其中上腔静脉与颈内静脉、颈外静脉相通;当心力衰竭时,右心房压力(正常压力<10mmHg)增高时,上腔静脉压力也增高,故重度右心衰竭时会发生颈静脉怒张。而下腔静脉与肝静脉相通,当右心房压力增高时,肝静脉压也增高,肝脏增大,出现黄疸。因腔静脉压力增高,使肝脏制造白蛋白能力降低,并进而使腹腔积水和下肢水肿。

静脉血汇集到右心房后,部分缓慢流入右心室;部分稍事休息,在右房收缩时,快速通过右心房和右心室之间三瓣叶的瓣膜——三尖瓣,快速流入右心室。右心室位于心脏右前,肌肉较厚、肌小梁较多。右室流出道是位于右心室左上方的狭长廊道,流出道远端有半月瓣——肺动脉瓣,它是防止右心室射出的血液倒流的。右心室的收缩期压力不超过30mmHg,而舒张期压力不超过10mmHg。当右心室发生心力衰竭时,压力增高,尤其舒张压超过10mmHg。当右心室收缩时,三尖瓣快速关闭,而肺动脉瓣迅速开放,血流快速流经肺动脉瓣后,进入肺动脉干和左右肺动脉内,并进入左右肺组织的毛细血管内,进行气体交换,释放二氧化碳并吸进氧气。

当流经肺组织的静脉血释放二氧化碳并吸进氧气后,顿感清新,力量倍增,暗红的血液立刻变为鲜红的颜色,兴高采烈,轻松的离开肺毛细血管床,又像潺潺溪水一样,回流到左右肺静脉，并进入左心房。这时血液饱含氧气，一看那颜色鲜红，就知道充满力量，这种血就是动脉血。它们中的部分血液慢慢流入左心室，部分血液稍事休息后，在左心房收缩力的推动下快速流经左心房与左心室间的两个瓣叶的闸门——二尖瓣，进入收缩力更强大、射血更迅速的左心室。左心室流出道位于基底部，在左心室后上方，流出道内有防止左心室射出的血液倒流的三个半月形的闸门——主动脉瓣。左心室收缩时，收缩压迅速上升，可至100～120mmHg，于是二尖瓣快速关闭，血液迅速冲开主动脉瓣，流入升主动脉、主动脉弓、头臂干的各个大动脉分支和降主动脉分支中。升主动脉、主动脉弓是富含弹性的管道，像肺一样，一张一弛地推送血流，使血流源源不断地流过这些分支动脉，快速流入全身的重要组织和器官，提供氧气、营养物质，供应全身组织和器官代谢的需要。

在心脏射血的一刹那间，在主动脉根部暂时驻足的一批机灵鬼们，是要等待进行心肌和冠状动脉循环的考察。它们又打开计算机，立刻显示心肌和冠脉循环的信息：冠状动脉分为两支，分别由主动脉根部膨大的左右冠状窦部发出，在心肌表面循行。左冠状动脉发出后，左冠状动脉主干很短，立刻分为两支。前降支居高临下，由左冠状动脉主干直接下行到左右心室前面分界的前室间沟内，沿途发出分支——对角支，供应左心室前壁心肌；而另一支称为回旋支，循行于左侧心房心室间的房室沟内，走向心脏后面，向后壁基底部的部分心肌供血，沿途发出分支——左缘支，向侧壁心肌供血。右冠状动脉由右冠状窦部发出，循行于右心房心室间的房室沟内，沿途发出重要分支，窦房结支、右缘支和后降支，窦房结支向产生心脏最高节律点的窦房结供血；右缘支向右室前侧壁心肌供血；后降支走行于心脏后面，循行于左右心室后面的后房室沟内，向后壁基底部心肌和大部分后壁

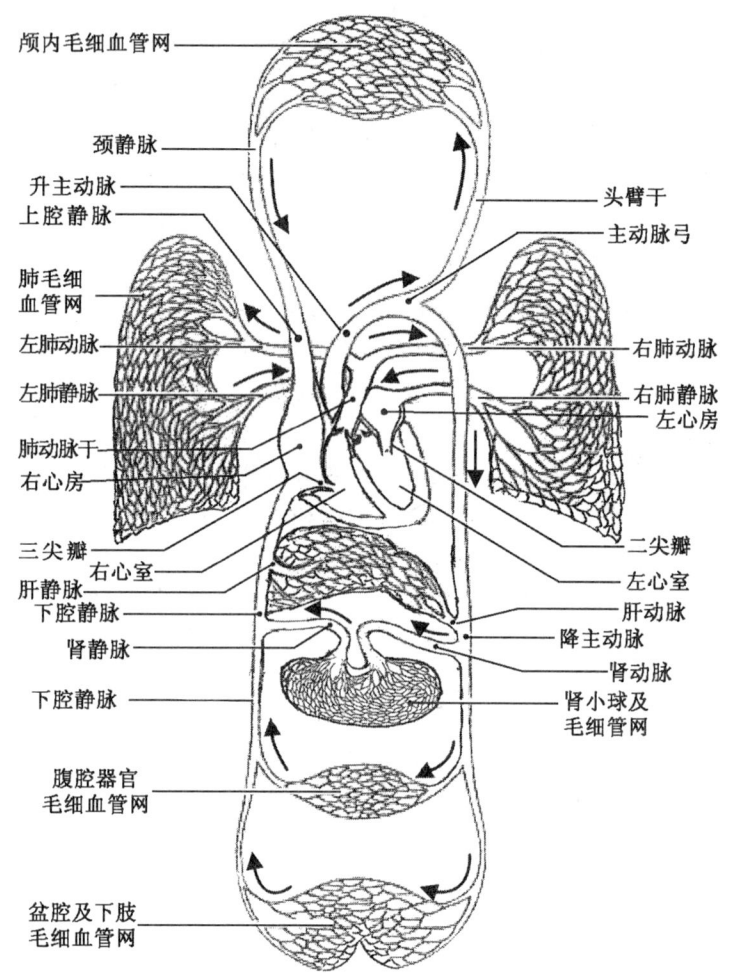

**人体血液循环示意图**

心肌供血。最重要的是,大部分后降支还发出为房室结供血的房室结动脉。

说时迟,那时快,机灵鬼们一溜烟似的漂流进冠状动脉内,进入左冠状动脉前降支,两岸红黄白相间的"蛋糕山"

拦住去路，本来像蛇皮（内皮细胞衬里）一样整整齐齐、宽阔的动脉腔，变得残破不堪；啊，这就是内皮损伤！啊，这就是动脉粥样硬化！啊，这就是血栓形成！红的是红色血栓；白的是血小板血栓；而黄的正是动脉粥样硬化斑块；"狭路相逢，勇者胜"！机灵鬼们毫不畏惧冠状动脉峡谷内的湍急血流，勇敢地飘过大峡谷，两岸风声鹤唳，满目疮痍。啊，有些心肌已经坏死！另一片心肌萎黄，由于缺血一动不动。啊，这些心肌已进入冬眠状态，这就是"冬眠心肌"。

另一批机灵鬼们一溜烟似地漂流进正常冠状动脉内，进入心肌中的毛细血管，然后又漂进巨大的心肌细胞内，亲眼目睹了粗肌丝和细肌丝间紧张而又繁忙的滑行，粗肌丝伸出一排粗大的胳臂，拉住细肌丝，好似"拔河比赛"，越拉越近，越近越粗，心肌立刻产生强大的收缩力量。

纳米级的机灵鬼们不知不觉地已经漂过心肌的毛细血管，随着小静脉的潺潺血流，与心肌的代谢废物一起，进入心大静脉、心中静脉或心小静脉，很快进入一个宽阔的"湖面"。啊，它们又回到了原来从上下腔静脉漂流汇合时欢呼雀跃的"大湖"——右心房！

"两岸猿声啼不住，轻舟已过万重山"。

它们又周而复始的按下路线循行。从下腔静脉或上腔静脉→右心房→右心室→肺动脉→肺组织的毛细血管床→左右肺静脉→左心房→左心室→升主动脉（心肌循环：始自左右冠状窦→冠状动脉→心肌毛细血管网→冠状静脉→冠状静脉窦）→主动脉弓→头臂干（供应上肢和头部器官）→降主动脉→肺支气管动脉、肝动脉、肾动脉等，经由毛细血管，释放氧气，向全身各个组织和器官，包括肺组织、心肌、大脑、肝、肾、腹部器官和上下肢等提供营养物质，并带走代谢废物，然后回到静脉。

当纳米机器人随血流流经肾时，纳米机器人随尿液排出体外;在循环过程中,纳米机器人也随胆汁、粪便、痰液、汗水等排出体外。

科幻故事可以使枯燥乏味的心血管解剖生理学妙趣横生,使读者兴趣为之一振,但它毕竟是科幻故事。实际上,现代心导管技术完全可以到心血管中去"旅行",用不着派遣纳米机器人探明心血管内部的秘密。

在这里谨向读者表示谦意,科幻故事虽然使情节生动,妙趣横生,但不利于表述真实经验和感受,因此,除本篇外,全书均为作者与心脏病和心力衰竭斗争的真实写照和生动画面,可为正处于"山重水复疑无路"的心力衰竭患者指明防病治病的前程和方向。

## 2  什么是心力衰竭

心力衰竭是什么呢？如果把健康的心脏比作一匹骏马，那心力衰竭就是一匹病马，是极度衰竭失去奔跑能力、不能拉动车轮的病马。

心力衰竭是各种心脏病的晚期阶段，心脏作为全身供血的血泵发生机械损害或功能障碍，这时心肌已无能力把足量的血液排出去。因而，全身依赖心脏得到供血的各种组织和器官发生缺血；同时含有废物或代谢产物的血又在静脉、各个组织和器官淤滞，尤其在肺中淤滞。血液循环障碍导致全身废物排泄障碍和全身代谢率降低。

因为心脏不能排出足够血量以供养全身组织和器官的代谢需要，病人就会发生心脏、肾、脑部供血减少的表现，如呼吸困难、气短、疲乏、胸闷、少尿或无尿、无力、头晕等。另外，还会出现肺部、肝、下肢等器官淤血、废物淤滞、液体潴留和静脉压增高的表现，如呼吸困难、不能平卧、紫绀、肝增大、黄疸、下肢水肿、腹水等症状和体征。由于促进液体流出血管的静水压增加，超过促进液体回流的胶体渗透压（约为25mmHg），于是水肿就发生了。这是因为，胶体渗透压像吸水海绵一样，其压力是促进液体流进血管内的；而静水压增加是促进液体流出血管外的。正常情况下，毛细血管动脉端静水压超过胶体渗透压，液体向血管外渗出；而毛细血管静脉端静水压低于胶体渗透压，则液体回流进血管内；若静水压仍高于或等于胶体渗透压，则造成组织液向小静脉回流障碍，于是，肺水肿和全身水肿就发生了。

除此之外，心力衰竭时明显存在神经-内分泌系统激活现象。当刚出现心力衰竭时，心率会增快，血压也会增高。

这是为什么？这是机体为了代偿心脏泵功能急性损害或心功能的降低，释放了较多的儿茶酚胺（一种兴奋激素，如肾上腺素和去甲肾上腺素），这就是交感神经兴奋。它使血压升高和心率增快。另外，另一个起兴奋作用的内分泌系统也与交感神经兴奋相匹配，即肾素-血管紧张素-醛固酮系统也发生兴奋，使血压升高，血容量增多，心率加快，心肌收缩力加强。初始阶段，由于心肌收缩力加强，心率增快，肾血流量增多，心功能不全得以代偿。久而久之，交感-肾上腺素能神经和肾素-血管紧张素-醛固酮系统兴奋性增强的代偿作用就会变成心力衰竭的恶化因素，使心力衰竭变得顽固、难愈，缩短心力衰竭病人的生命。道理很简单，一匹病马，跑得慢些，多多休息，尚可康复或渐渐痊愈；若要病马加鞭，多拉快跑，不多时日就可毙命。现在有些治疗，就是起到"多拉快跑"，缩短病人生命的作用。如慢性心力衰竭时长期应用氨力农、米力农、多巴酚丁胺等兴奋心肌，作为慢性心力衰竭的长期支持疗法，不但无益，反而有害。这是"病马加鞭，催人早死"的措施。

　　心力衰竭根据病程可分为急性心力衰竭和慢性心力衰竭。急性心力衰竭往往有急性发病病因，如急性心肌梗死、急性心肌炎、心脏机械性并发症（如室间隔穿孔、乳头肌和腱索断裂等）、急性肺动脉栓塞（急性右心力衰竭）或慢性心力衰竭时急性输液过量、盐水输入过多、过快等。这种急性心力衰竭突然发生，当急性病因去除时，心力衰竭可以痊愈或好转。慢性心力衰竭是急性心力衰竭尚未完全治愈，并继续向慢性阶段演变；或慢性心肌损害叠加或累积作用所致。这时，急性阶段儿茶酚胺过度分泌和肾素-血管紧张素系统的代偿作用已变为慢性心力衰竭的恶化因素，使病情顽固难愈。

　　根据心力衰竭主要发生的心腔，心力衰竭可分为左心衰竭、右心衰竭和全心衰竭。左心衰竭时病人疲乏、无力、呼吸困难、不能平卧、端坐呼吸、紫绀、两肺布满湿性啰音，表现为肺淤血的表现；右心衰竭时肝大、肝区叩击痛、黄疸、颈静脉怒张、腹水、下肢水肿，表现为静脉系统淤血的表现；全心衰竭时则具备上述两者的共同表现。

根据心力衰竭发生的机制主要是由收缩功能障碍引起或主要由舒张功能障碍引起，则可分为收缩功能障碍引起的心力衰竭或舒张功能障碍引起的心力衰竭。

大多数心力衰竭为收缩功能障碍引起，主要表现为心腔扩大，心肌收缩力减弱，心室壁运动幅度减少，心腔由椭圆形变为球形，左心室射血分数（LVEF<40%）降低及左心室短轴缩短率（FS<25%）降低。

舒张功能障碍引起的心力衰竭，往往有明显心力衰竭的表现，心脏收缩功能正常，左心室射血分数正常（LVEF>50%）或稍减低（LVEF>45%），而表现为心肌肥厚，心腔不大甚至减小，心室壁运动僵硬，心室舒张期充盈受限。因此，心腔内压力增加。病人稍有劳力即胸闷、憋气、不能平卧。舒张功能障碍引起心力衰竭，尤其多见于老年、高血压女性患者。往往由血压增高或心肌缺血突然诱发严重心力衰竭，而抗高血压和抗心肌缺血治疗，可使心力衰竭缓解。

多数心力衰竭患者心脏收缩功能和舒张功能均有异常，两者均明显妨碍心脏行使心泵的功能，若有高血压、糖尿病或心肌缺血时，再加心力衰竭的诱发因素，心力衰竭就发生了。

如果病人患有心脏病，应该早防早治；如果已经有心力衰竭，"亡羊补牢"也不为晚；欲知自己的心脏状况，请进行心脏功能评价。

## 3 心脏功能的评价

古代著名军事家孙子云:"知己知彼,百战不殆"。患者只有深知自己的心脏功能情况,才能做到有的放矢,防患于未然。

患者有心脏病,如何知道自己的生活能力、工作能力和心脏功能容量呢?如何知道有无心力衰竭呢?这就需要评价心脏功能。

评价心脏功能就是评价病人平静或运动时心脏向各个脏器,尤其向运动器官供血的能力。心力衰竭时心脏供血的能力差,而淤滞的废物多,则心脏功能低下,生活、工作和运动能力差。评价心脏功能实际并不难,下面这些知识一阅便知。

目前,学术界最普遍应用的心脏功能评价方法为纽约心脏病学会分级(NYHA分级),美国心脏病协会(AHA)标准委员会1994年修订如下:

Ⅰ级 患者有心脏病,体力活动不受限制。日常活动不引起乏力、心悸、呼吸困难或心绞痛等症状。

Ⅱ级 体力活动轻度受限。休息时无症状,日常活动即可引起乏力、心悸、呼吸困难或心绞痛。

Ⅲ级 体力活动明显受限。休息时无症状,比日常活动轻的体力活动即可引起上述症状。

Ⅳ级 不能从事任何体力活动。休息时也有症状,轻度体力活动后加重。

6分钟步行距离是心力衰竭患者最简单易行的测定心功能、评价运动耐力的方法。要求患者在平直的走廊里尽力快步行走,计算心力衰竭患者6分钟的步行距离。若6分钟步行距离低于150米，表明为重度心功能不全；150～425米为中度心功能不全；426～550米为轻度心功能不全。无心功能不全者，一般6分钟可步行600米以上。心功能正常的快步急行者步行可达750～1000米；一般步行者达到600～750米时，体力活动即不受任何限制。本方法用于心力衰竭患者治疗前后的比较很有价值。患者治疗之初计算患者6分钟平地步行的实际距离（以米表示），治疗结束后再评定6分钟步行距离，两者比较，可知道进步与退步，治疗成功时，易增加患者的信心和成就感。进行6分钟步行距离测定，简单易行，最好有心电图遥测，并有医生现场监测。同时，心力衰竭患者也可通过平地运动增强身体素质，降低心血管病危险因素、提高心脏功能、生活质量和运动能力。

以上两方法对评价心脏功能和体力活动能力非常实用，不受条件限制，心力衰竭患者学会以上两方法后就可以自己进行心脏功能评价。

学术界和医院中最常使用的评价心脏功能的方法，是采用二维R-D超声心动图和多普勒血流频谱来测定心脏功能，尤其是左心室的收缩功能和舒张功能的指标，对心脏功能可做出定量和定性评价。左心室射血分数（LVEF）为最常使用的评价心脏收缩功能的指标。LVEF可由二维超声心动图分别测左心室收缩末和舒张末心室内膜圈定的面积，并根据辛普森法计算收缩末和舒张末容积：

$$LVEF = \frac{左室舒张末容积 - 左室收缩末容积}{左室舒张末容积} \times 100\%。$$

LVEF的简易测定方法为仅测定左心室收缩末内径（Ds）和左心室舒张末内径（Dd），用下列公式表示LVEF。

$$LVEF = \frac{Dd^3 - Ds^3}{Dd^3} \times 100\%$$

此公式中Dd为左心室舒张末内径，Ds为左心室收缩末内径。此公式比上一公式测定方法简化，但精确度差，尤其用于冠心病心肌梗死时 LVEF 的测定，很不准确。

一般左室射血分数正常为 50%～70%。小于 40% 时为纽约心脏病学会分级 Ⅱ 级心力衰竭，小于 35% 时为纽约心脏病学会分级 Ⅲ 级心力衰竭，小于 25% 时为纽约心脏病学会分级 Ⅳ 级心力衰竭。

左心室短轴缩短率（FS）为表示左心室收缩功能的另一项常用指标，测定方法如下：

$$FS = \frac{Dd - Ds}{Dd} \times 100\%$$（正常应大于 25%）。

除了 LVEF 和 FS 外，还可用 M 型、2-D 或多普勒超声心动图测定左心室的其他收缩和舒张功能指标。

对于左心室舒张功能的测定，可用二尖瓣前叶舒张中期关闭速度（EF 斜率）和脉冲多普勒测量快速充盈期和心房收缩期二尖瓣血流速度比值（E/A）或流速积分（ETVI/ATVI）比值。正常人 E/A 比值 >1，左室舒张功能障碍时，EF 斜率降低，且 E/A 比值常 <1。

核素心血管造影为另一项测定左心室收缩和舒张功能指标的可靠方法。它可通过测定左、右心室的收缩末期容积、舒张末期容积，测定射血分数；通过记录放射活性-时间曲线可以计算出左心室最大充盈率和充盈分数以评价左室舒张功能。

磁共振成像（MRI）是一种价格较为昂贵的二维成像技术，可精确直观地反映心室的几何形状，因而可精确计算左心室收缩末和舒张末容积、心搏量和射血分数。并可精确测定右心室收缩末和舒张末容积，计算右心室的其他收缩和舒张功能指标。提供右心室的心功能参数。

运动耐量和运动峰耗氧量（$VO_2$ max）测定。运动耐量试验测定最大运动持续时间和最大做功负荷，它能在一定程度上反映心脏储备功能。最大做功负荷是指心排血量随机体代谢需要而增加的能力。运动耐量更多取决于外周循环的变化，而非中心血流动力学变化。运动峰耗氧量是动静脉血氧差和心排血量的乘积。运动峰耗氧量可反映运动时的最大心排血量，是反映心脏储备功能的较好的无创指标，可用于定量评价心脏功能，定量分级标准如下：

A级＞20ml/（kg·min），心功能损害程度为无到轻度损害。

B级 16～20 ml/（kg·min），心功能损害程度为轻度到中度。

C级 10～15 ml/（kg·min），心功能损害程度为中度到重度。

D级＜10 ml/（kg·min），心功能损害程度为重度。

以上是学术界常用的心功能评价方法，依据应用频度依次排列。

急性心肌梗死时，心功能障碍的分级学术界通常采用Killip分级法和Forrester分型，目前已不常用。

1. Killip分级法　Killip分级法是依据临床症状及体征来判定。

Ⅰ级　无心力衰竭的征象。

Ⅱ级　轻度到中度心力衰竭，心尖部舒张期奔马律，肺野50%以下有湿性啰音。

Ⅲ级　严重心力衰竭，肺野50%以上有湿性啰音或出现肺水肿。

Ⅳ级　心源性休克。

此分级不包括急性右室梗死并发的右心心力衰竭。并应注意鉴别老年人慢性支气管炎、肺部感染等，这些临床情况常引起肺部啰音。

2. 根据血液动力学检查结果分型（改良Forrester分型）

Ⅰ型　肺毛细血管压（PCWP）＜2.4kPa（18mmHg），心脏指数（CI）＞2.2L/（min·m²），临床无肺充血及周围组织灌注不足的征象。

Ⅱ型　PCWP＞2.4kPa（18mmHg），CI≥2.2L/（min·m²），临床有肺充血，无周围组织灌注不足的征象。

Ⅲ型　PCWP≤2.4kPa（18mmHg），CI＜2.2L/（min·m²），临床有低血压及周围组织灌注不足的征象，但无肺充血。此型根据右室舒张末压（右房压）是否升高可分为A、B两个亚型。

ⅢA型　右室舒张末压＜0.66kPA（5mmHg）为绝对或相对容量不足。

ⅢB型　右室舒张末压＞1.33kPA（10mmHg）为右室梗死。

Ⅳ型　PCWP＞2.4kPa（18mmHg），CI＜2.2L/（min·m²），为心源性休克。其测定方法见"急性心肌梗死并发泵衰竭怎么办"。

心脏功能评价十分重要，它像国家统计局的统计调查表，是国民经济决策的基础；它像大海航行的里程表，可以计算心脏病已经走过的"航程"。

## 4 航程和灯塔

人们与心力衰竭的斗争已经走过了漫漫长夜，在长夜的航行中，夜空仅出现几颗闪亮的星，从未见到指引航程的"灯塔"。

在我国，最光彩夺目的一颗闪亮的星，要算公元2世纪时汉末名医张仲景。张仲景被整个东方医学界尊为医圣，他的著作和学术思想已经流芳百世，并且还将继续万古流芳。他在《伤寒杂病伦》序言中写道："感往昔之沦丧，伤横夭之莫救，仍勤求古训，博采众方，撰用《素问》九卷，八十一难，阴阳大论，胎胪药录，并平脉辨证，为《伤寒杂病论》合十六卷"。

在他的著作中，多次论及心力衰竭的治疗。至今这些方剂仍为中医的经方大药。同时，他对心力衰竭的临床表现也进行了详细的描述。如"伤寒，……心下有水气，……或小便不利，少腹满，或喘者，小青龙汤主之"；"咳逆倚息不得卧，小青龙汤主之"；"肺胀咳而上气，烦躁而咳，脉浮者，心下有水，小青龙加石膏汤主之"。"肺痈喘不得卧，葶苈大枣泻肺汤主之"。"心下有痰饮，胸胁支满，目眩，苓桂术甘汤主之"；"夫短气有微饮，当从小便去之，苓桂术甘汤主之，肾气丸亦主之"。这些方剂至今仍被广为应用，成为中医和汉方医学的经典方剂和治疗心力衰竭的经方妙药。

在西方，直至18世纪，才出现治疗心力衰竭的圣药洋地黄，至今已应用200余年。20世纪50年代诞生了噻嗪类利尿剂，从此开始了心力衰竭"强心利尿"治疗的新时代。那时候，强调洋地黄要用到足量，即洋地黄化，于是出现较多的洋地黄中毒病例。20世纪70年代出现血管扩张剂治疗的新局面，对于缓解心力衰竭的临床表现和血流动力学障碍起到了良好作用。但是，血管扩张剂并不降低死亡率。

人类与心力衰竭斗争的航程进入20世纪80年代以来，开始群星灿烂，人们终于看到指引航程的灯塔。20世纪80年代开始广泛应用的血管紧张素转换酶抑制剂（ACE抑制剂），使人们第一次看到了使心力衰竭病人延长生命、改善生活质量、提高存活率的希望。因此也开始了心力衰竭神经-内分泌研究和拮抗神经-内分泌激活治疗的新时代。20世纪90年代开始应用β肾上腺能受体阻滞剂，更使心力衰竭的治疗精彩纷呈。以上述两种药物为代表，开始了改善心力衰竭病人心室重构（见后），改善心肌生物学性能的新时代。人们从20世纪80至90年代进行的随机、双盲、安慰剂对照的大型临床实验中，终于看清了哪个药真正能救命，哪个药真正能改善生命质量，哪个药真正能延长患者的存活年限。

人们真正看到了心力衰竭治疗指引航程的灯塔，尽管到达灯塔的航路仍曲折、复杂或有暗礁，但是毕竟明确了前进的航向。

这灯塔的建立，是通过现在通行的大型临床试验，即多中心随机双盲安慰剂对照的大型临床试验完成的。所谓随机，就是对受试验的对象不加人为干预，使其有同等机遇进入用药组或不用该药的安慰剂对照组。所谓双盲，就是对试验用药是真药还是安慰剂（由厂家制造的与真药性状完全相同的假药），试验医生和患者都不知道，只有设盲者知道。这种安慰剂不是用几个淀粉片或维生素片假冒一下就行，而是由制药公司制成外观、气味或味道与真药相同的不含药物成分的假药。所谓大型临床试验，受试人数少则数百例，多则数万例，往往进行数年，由许多权威的医学中心共同完成。观察指标不是心功能、胸片、临床症状等临床软指标，而是心血管死亡、心力衰竭住院、心脏猝死等主要或次要终点指标。即获得一定数量的终点指标，真正反映其疗效或安全性时，试验才宣告终止。因此，大型临床试验的结果是以改变病人命运为指标，极具说服力。

血管扩张剂-心力衰竭试验Ⅰ，是第一个证实血管扩张剂肼苯哒嗪加硝酸异山梨醇酯能够显著降低慢性心力衰竭病人病死率的大型临床试验。在使用洋地黄和利尿剂基础上，与安慰剂组相比，使用硝酸异山梨醇酯加肼苯哒嗪治疗3年，显著降低慢性心力衰竭NYHA分级Ⅱ级、Ⅲ级病人的病死率（36.2%对46.9%）。

血管扩张剂-心力衰竭试验Ⅱ，是对纽约心脏病学会分级Ⅱ级和Ⅲ级的慢性心力衰竭病人，给予血管紧张素转换酶抑制剂（ACE抑制剂）依那普利或血管扩张剂肼苯哒嗪和硝酸异山梨醇酯，平均随访2.5年后，ACE抑制剂依那普利组的总病死率比肼苯哒嗪组显著降低28%（$P=0.016$）。

北斯堪的那维亚依那普利合作研究是对重度心力衰竭（NYHA分级Ⅳ级）病人随机分组接受依那普利和安慰剂，依那普利组总病死率比安慰剂组降低27%（$P=0.003$）。左心室功能不全研究（SOLVD）证实，依那普利组与安慰剂组相比，降低总病死率16%（$P=0.0036$），死亡和发生心力衰竭的累加终点减少26%（$P<0.001$）。

通过以上大型临床试验研究证实，凡左室功能明显受损的病人，均应接受ACE抑制剂治疗。ACE抑制剂不仅可使心力衰竭患者血流动力学和生活质量改善，而且可延长心力衰竭病人的生命。

人们曾热情开发非洋地黄类的正性肌力药，如氨力农、米力农、多巴胺、多巴酚丁胺等，无疑这些药物可用于急性心力衰竭。但是，这些药物虽可短暂改善症状，但均增加病死率。20世纪90年代完成的洋地黄研究组（digitalis investigation group，DIG）试验表明，洋地黄对总病死率的影响为中性结果，既不减少病死率，也不增加病死率；但与安慰剂组相比，可明显改善严重心力衰竭病人的症状，并减少心力衰竭病人住院率。

β受体阻滞剂治疗心力衰竭的临床试验中，美托洛尔（即倍他乐克）治疗扩张型心肌病（MDC）试验是著名瑞典医生 Waagestein 组织的第一个 β 受体阻滞剂治疗扩张型心肌病慢性心力衰竭的多中心、随机、双盲、安慰剂对照的大型临床试验，共入选心功能 NYHA 分级 Ⅱ、Ⅲ级，左心室射血分数＜40％的扩张型心肌病患者 383 名，随机分入安慰剂组 189 名，美托洛尔组 194 名。美托洛尔从每天 10 毫克开始用药，在 6 周的时间内逐渐上调至每天服药 100～150 毫克，治疗 12～18 个月，安慰剂组有 38 例出现主要终点事件（死亡、心脏移植或临床症状恶化）。而药物治疗组仅 25 例发生主要终点事件。美托洛尔使主要终点事件发生率减少 34％（$P=0.058$），尽管尚未达到明显统计学差异，但是它向人们展现了光辉的前景，即 β 受体阻滞剂治疗扩张型心肌病心力衰竭有可能降低病死率或心脏移植发生率，只是因为例数尚少或观察时间尚短，或美托洛尔用量不足所致。

心力衰竭应用美托洛尔随机干预试验（HERIT－HF），是迄今最大规模的 β 受体阻滞剂治疗慢性心力衰竭的临床试验。共入选心功能 Ⅱ、Ⅳ级的患者 3991 例，左心室射血分数（LVEF）＜40％，随机分入美托洛尔治疗组 1990 例，安慰剂治疗组 2001 例。入选患者已接受利尿剂和 ACE 抑制剂治疗 2 周以上，美托洛尔控释片的起始剂量 12.5 毫克/天或 25 毫克/天，在 8 周时间内逐步达到 200 毫克/天的目标剂量（靶剂量）。在平均 1 年的随访时间内，美托洛尔组有 145 例（7.2％）死亡，安慰剂组有 217 例（11.0％）死亡，美托洛尔使全病因死亡率降低 34% ($P=0.00009$)。死于心血管病者美托洛尔组为 128 例，而安慰剂组为 203 例，美托洛尔使心血管死亡率降低 38% ($P=0.00003$)。两组分别有 79 例和 132 例猝死，美托洛尔使猝死危险性降低 41% ($P=0.0002$)；分别有 30 例和 38 例死于心力衰竭恶化，美托洛尔使心力衰竭恶化危险性降低 49% ($P=0.0023$)。

对入选 MERIT—HF 试验的 695 例心功能Ⅲ、Ⅳ级的患者，LVEF<25%（平均 19%），对这些心力衰竭患者进行亚组分析，美托洛尔组共 399 例，而安慰剂组为 396 例，两组年死亡率分别为 11.7% 和 19.1%。美托洛尔使死亡危险性降低 39% ($P=0.0088$)；使猝死危险性下降 45% ($P=0.024$)；使心力衰竭恶化死亡降低 55% ($P=0.015$)；使所有原因死亡或住院合并终点降低 29% ($P=0.0012$)。

心功能不全患者比索洛尔研究Ⅱ（CIBIS—Ⅱ），为随机、双盲、安慰剂对照的临床试验。共入选心功能Ⅲ、Ⅳ级（Ⅳ级占 17%）的患者 2647 例，LVEF<35%，入选时正在服用利尿剂、ACE 抑制剂和地高辛者分别占 99%、96% 和 52%，表明这些患者大多数已在应用心力衰竭的规范治疗，在此基础上随机分入比索洛尔治疗组 1327 例，安慰剂组 1320 例。比索洛尔从 1.25 毫克/天开始，逐渐上调到 10 毫克/天，在平均 1.3 年随访期间，比索洛尔组 156 例（11.8%）死亡，而安慰剂组 228 例（17.3%）死亡。比索洛尔使总死亡率降低 34% ($P<0.001$)。比索洛尔组使心血管死亡率下降 29% ($P=0.0049$)，使所有原因住院率下降 20% ($P=0.0006$)。在 CIBIS—Ⅱ 和原 CIBIS 研究中，亚组分析表明，两试验共入选心功能Ⅳ级的患者 477 例，比索洛尔组 236 例，安慰剂组 241 例，两组死亡率分别为 44% 和 65%，比索洛尔使心功能Ⅳ级的严重心力衰竭患者死亡危险性降低 31% ($P<0.001$)。

卡维地洛前瞻性随机累积生存率研究（COPERNICUS），共入选 2289 例休息或轻微活动时有心力衰竭症状的 Ⅳ 级严重心力衰竭的患者，LVEF＜25%（平均 19%），随机分入卡维地洛治疗组 1156 例，安慰剂治疗组 1133 例。卡维地洛起始剂量 3.125 毫克，一天 2 次，最后达到 25 毫克，一天 2 次，在平均 10.4 个月随访中，卡维地洛组 130 例死亡，安慰剂组 190 例死亡，卡维地洛使死亡率降低 35%（$P=0.0014$）。此外，卡维地洛使所有病因死亡和住院死亡联合终点发生率降低 24%（$P<0.0001$）。

这些多中心、随机、双盲、安慰剂对照的临床试验的结果，特别是 MERIF－HF，CIBIS—Ⅱ 和 COPERNICUS 等大型临床试验的结果，充分肯定了 β 受体阻滞剂治疗轻、中、重症心力衰竭的价值。这些研究结果相似，均证实在严重心力衰竭患者应用美托洛尔、比索洛尔和卡维地洛的安全性。并一致显示，在常规治疗使病情稳定的基础上，逐渐小剂量（采用滴定法）加用 β 受体阻滞剂，使总病死率降低 35% 左右。

另一项大型临床试验，RALES 试验研究了小剂量螺内酯（平均 26 毫克/天）对重度心力衰竭患者的疗效。共入选 1663 例左室射血分数小于 35% 的严重心力衰竭患者。该试验中大多数患者已应用 ACE 抑制剂、袢利尿剂和地高辛。共 822 例患者随机接受螺内酯，841 例随机接受安慰剂。主要终点为全病因的死亡。该试验平均观察 24 个月后提前终止。螺内酯干预组共 284 例（35%）死亡，而安慰剂组 386 例（46%）死亡，死亡危险降低 30%（95% 可信限为 18%～40%，$P<0.001$）。而且，这种危险性降低主要源于心力衰竭进展的危险性降低和心脏猝死降低。心力衰竭恶化住院减低 35%（95% 可信限为 23%～46%，$P<0.001$），心力衰竭症状明显改善。此大型临床试验表明，螺内酯的用

量平均每天仅仅 26 毫克，就使重度心力衰竭患者的预后大为改观，可见该药疗效非凡。因此，在黑暗的夜空中，重度心力衰竭的治疗又点燃了一盏充满希望的"明灯"。

在心脏病治疗的航程中，尽管已是"灯塔盏盏，星光灿烂"。但是，应用这些"灵丹妙药"时决不能刻舟求剑，削足适履，机械搬用。而应针对具体病人及具体病因进行治疗，才是有的放矢的根本治疗。

## 5　心力衰竭的病因

心力衰竭是一种临床综合征，累及千百万人群，已经成为21世纪的流行病。防治洪水泛滥，必须封山育林，植树种草，正本清源。而防治心力衰竭，也必须提倡"上游治疗"，即弄清病因，从源头防治。

心力衰竭的病因可以分为基本病因（病因）和诱发因素。

心力衰竭的病因既可由心脏本身的疾病引起，也可由心脏以外的原因引起。心脏本身原因，包括心包、心肌、心内膜、心脏瓣膜、大血管的损害等，均可引起心力衰竭。心外原因包括老年、高血压、糖尿病、代谢性疾病等，也可最终累及心脏，引起心力衰竭。

值得注意的是，大多数心力衰竭是由左心室收缩功能障碍引起的。左心室收缩功能障碍引起的心力衰竭表现为心腔扩大（左心室舒张期末内径 LVEDD＞55mm），射血分数降低（左心室射血分数 LVEF＜40％）。而左室舒张功能障碍引起的心力衰竭表现为患者出现明显心力衰竭表现，左心室大小正常（LVEDD＜50mm），左心室射血分数正常（LVEF＞50％），这时即应考虑左室舒张功能障碍引起的心力衰竭。后一种心力衰竭，尤其多见于老年、高血压、女性患者；肥胖、肥厚型心肌病、糖尿病，以及其他代谢性疾病患者也会出现舒张功能障碍引起的心力衰竭。许多心力衰竭患者可能同时并存两种心力衰竭。

虽然心力衰竭的病因各种各样，但是冠心病是心力衰竭的主要病因，约占所有心力衰竭患者的2/3。其余1/3是由非缺血性心肌疾病引起。这些非缺血性心肌疾病包括高血压、甲状腺疾病、瓣膜病、酒精性心肌病、心肌炎和特发性心肌病。

老年作为心力衰竭的病因越来越重要。根据荷兰学者的报告，55～64岁时心力衰竭发病率为0.9%，而85岁以后心力衰竭发病率则增加至17.4%。波兰学者的报告则认为，80～90岁高龄老人心力衰竭发病率为50～59岁年龄组的10倍。老年人心力衰竭的发病是多病因的，最主要病因为冠心病、高血压、老年退行性瓣膜病、糖尿病、代谢性疾病。在一定意义上讲，心力衰竭是老年人的疾病。

值得注意的是，心力衰竭不是冠心病、心肌病、心脏瓣膜病、左室功能异常的代名词。这些均是指心脏结构和功能异常。而心力衰竭是一组具有特定临床表现的综合征，除上述结构和功能异常外，它包括疲乏、呼吸困难和液体潴留等心力衰竭的特定临床表现。

心力衰竭是一种进行性疾病，许多心力衰竭发作和加重是由于心力衰竭的诱发因素所致。常见的诱发因素为发热、感染、血容量骤增（输液过速，盐水负荷过大）、过度紧张劳累、严重心律失常（如快速房颤）、治疗失当（如错用负性肌力药物）、原有心脏病基础上增加复发因素（如风湿热复发，心肌缺血加重）等。

心肌缺血、损伤或负荷加重时，首先出现左室功能障碍。继之出现左心室几何形状改变，如左心室扩张、肥厚、由椭圆形变成球形。这种几何学改变就是心室重构。它不仅增大心室壁应力，增加心肌耗氧，降低心肌机械性能，而且增加二尖瓣返流，使心力衰竭进行性加重和恶化。

以下是美国心脏学会（ACC）和美国心脏协会（AHA）关于心力衰竭的发展阶段分级。这种心力衰竭的发展阶段分级体现了心力衰竭从发病危险因素，器质性心脏病形成，心脏功能由代偿走向失代偿，由失代偿走向终末期难治性心力衰竭的全过程。

表 1　心力衰竭分期

| 期 | 分期特征 | 举例 |
| --- | --- | --- |
| A | 病人具有发生心力衰竭的高危因素，但是无心肌、心包、心瓣膜的结构和功能异常，无心力衰竭的症状和体征 | 高血压、冠心病、糖尿病，心脏毒性药物应用史，酗酒，风湿热史，家族性心肌病史 |
| B | 病人已出现与心力衰竭相关的器质性心脏病，但无心力衰竭的症状和体征 | 左室肥厚，心肌纤维化，左室扩张，处于低收缩状态，陈旧性心梗，心脏瓣膜病无症状 |
| C | 病人出现与基础器质性心脏病相关的心力衰竭症状（现有或过去有） | 呼吸困难、疲乏由左室收缩功能障碍引起，或者病人正在接受心力衰竭治疗已无症状 |
| D | 病人患有晚期器质性心脏病，尽管施行强化内科治疗，病人休息时仍有严重症状，这些患者需要特殊干预治疗 | 病人因心力衰竭频繁住院，甚至不能平安出院；住院等待心脏移植；或在家接受持续静脉正性肌力药物支持治疗；或正在采用机械辅助装置；或在老人院、济贫院等接受心力衰竭治疗 |

　　上述分级实际上说明，心力衰竭是由危险因素发展到器质性心脏病；由器质性心脏病发展到心室重构；由心室重构发展到轻度、中度、重度心力衰竭的漫长岁月的渐变过程。在此过程中，完全可以实施早防早治、防重于治的策略；实施防治危险因素，逆转心室重构的策略；实施"休养生息"治疗心力衰竭的策略（见后）。即使对于终末期心力衰竭，也应防重于治或防治结合。"亡羊补牢，尤为未晚"，应该提倡这样的防治策略和理念。

　　尽早实施防治危险因素，逆转心室重构的策略，这应该是最高明的策略。

## 6 心室重构——心力衰竭来临的信号

山雨欲来风满楼,心力衰竭来临之前也必然有征兆,这就是心室重构。

从上篇读到,器质性心脏病从 A 期发展到 B 期后,就会发生心室重构。

心室重构就是心脏受损害后发生变形。它恰如地震后桥梁变弯,大楼欲倾;恰如破旧轮胎变软鼓包,受损车轮扭曲变形。既不能承受重力,也不能开足马力,它是心脏结构改变和心脏功能障碍的重要标志,是心力衰竭来临的信号。

心室重构是如何发生的呢?心肌受损后在心腔内过大的容量负荷或压力负荷下,首先心室的几何形状发生改变,由正常的椭圆形变为球形。同时心腔扩张,心肌肥厚,继而变薄,心肌细胞坏死、凋亡、心肌纤维化。因此,心室重构就意味着心脏在不利的内环境下,消极应付,且战且退,每况愈下。

近观某名医诊治患者,其处理病人的思路发人深思。一患者频发室性早搏,心脏状况良好,名医曰:"频发早搏多年,没有心血管病危险因素,心脏不大,无症状,不用治";而诊治另一患者时则曰:"患者虽无早搏,但有多个心血管病危险因素,心脏扩大,要早防早治"。

名医情有独钟的是两个方面,即心血管病危险因素和心脏扩大。正是这两者是决定疾病预后的重要条件。心血管病危险因素是左右病程的火车头,而心室重构就是心力衰竭的前奏。即使患者现在仍无临床表现,仍无心力衰竭症状,仍无心律失常,仍未引起患者注意和警觉,也要消除心血管病危险因素,尽一切努力逆转心室重构。

目前，高血压、冠心病、糖尿病（糖尿病心肌病）流行，尤其心肌梗死后心室重构是目前心力衰竭流行、心力衰竭恶化、心脏猝死以及冠心病死亡率增高的主要原因。心室重构的原因包括心肌损伤、心肌炎症、心肌代谢异常、中毒等；或在心室容量或压力负荷增加下导致心脏大小、心室形态和组织结构发生改变。虽然导致这一过程的病因不同，但发生了相同的病理生理过程，即心室进行性扩大，收缩功能减低，最终导致心力衰竭和死亡。

心肌梗死后心室重构是最常见的类型，下面以心肌梗死后心室重构为例。

心肌梗死后心室重构包括梗死区室壁变薄、拉长、心室壁膨出，即梗死区扩展（infarction expansion）；另外，非梗死区心室壁心肌细胞也会发生反应性肥厚、伸长、纤维组织增生。因此，左室进行性扩张、变形，使左室由正常椭圆形变为球形。依据时间顺序，左室重构分下述三阶段。

1. 早期重构（early remodelling）　心肌梗死后数小时至数天内发生的心室重构，在心腔内的容量负荷和压力负荷下，心肌梗死区变薄、伸展，即梗死区扩展。

2. 亚急性重构（subacute remodelling）　发生于心肌梗死后数天至数周内，在此期间，梗死区扩展继续发展，同时出现非梗死区心肌细胞肥厚、拉长、间质内胶原增生和心腔扩大。部分病人梗死心肌量少，心室容量负荷或压力负荷较轻，可无此期心室重构，心肌梗死患者经历早期重构后，心腔逐渐缩至正常。

3. 晚期重构（late remodelling）　在心肌梗死后数周至数月，甚至更长时间后出现的心室重构，往往发生于大面积心肌梗死患者。此时梗死区已有瘢痕形成，这时已无梗死区扩展发生，主要是非梗死区心肌细胞肥厚、拉长、间质纤维组织增生所致。

梗死区扩展应与梗死区延展（infarction extension）相鉴别，后者是指心肌梗死后 4 周内，又发生了原梗死部位新的梗死，使梗死范围扩大，它不属于心室重构的概念范围，但因梗死区扩大，往往伴随心室扩大和心功能恶化。

梗死区扩展是急性心肌梗死后早期心脏扩大、室壁瘤形成、心力衰竭和心脏破裂的重要影响因素。

心室壁瘤（ventricular aneurysm）　为心肌梗死后梗死部位的心室壁在心腔内压力下向外膨出所致。急性期室壁瘤，即心肌梗死后早期心室重构的严重类型，因心室壁软化，在心腔内较高压力下室壁延展变薄，向外膨出，即梗死区扩展。慢性室壁瘤，即心肌梗死后纤维组织增生变硬，失去收缩功能。但在心腔内较高压力下向外膨出，变薄。慢性室壁瘤局部易致血栓形成，导致恶性心律失常，心功能恶化。心肌肥厚是增强心肌收缩力所必需的，是非梗死区心肌重构的表现，也是晚期心室重构的特征。心肌梗死后心肌肥厚的特征为离心性肥厚，即既有心室扩张，又有心肌肥厚。因此，心室的扩张可能像弹簧被拉长一样，产生更大收缩力。而过度心室扩张又像弹簧被过度拉长一样，失去收缩力。这样，心肌梗死后初期适应性重构可能有助于心肌收缩力的增强。久而久之，心室重构就会使心功能降低，并导致心力衰竭。

心肌梗死后心室扩大，由椭圆形变为球形，是与梗死面积大小、梗死区扩展、非梗死区离心性肥厚和大量纤维组织增生密切相关的。非梗死区由于间质纤维化，心肌细胞肥厚，而毛细血管数量相对减少，氧弥散距离相对扩大。同时，较强的收缩力和较高的心室压力又促使心肌细胞进一步缺血、缺氧。于是，心功能障碍和心力衰竭旋踵而至。

急性心肌梗死后心室重构明显与心肌梗死后血流动力学异常和神经-内分泌激活有关。神经-内分泌激活主要包括交感-肾上腺素能神经兴奋和肾素-血管紧张素-醛固酮系统激活,两者相辅相成,均使儿茶酚胺增多,血管紧张素Ⅱ和醛固酮增多,这将促进心肌收缩力增强和心室腔内压力增高,促进心肌细胞死亡和凋亡,促进非梗死区心肌细胞肥大和间质结缔组织增生。尤其是心力衰竭晚期血流动力学异常表现为左室舒张末压力增高,心腔扩大,而室壁增厚相对较轻。因此,根据 Laplace 定律,室壁张力 = PR/(2h),其中 P 为心室内压,而 R 为扩大心室的半径,h 为心室壁厚度。因为心肌梗死后心室内压、心室半径明显增加,故室壁张力明显增加,心肌耗氧量与室壁张力呈正相关,故心肌耗氧量显著增加。

急性心肌梗死后心室重构是可防可治的,防治急性心肌梗死后心室重构的关键是:

① 急性心肌梗死早期进行溶栓治疗或梗死相关动脉进行介入治疗,改善心肌供血,挽救缺血濒死的心肌,缩小心肌梗死范围。

② 急性心肌梗死后及时降低心肌耗氧量,纠治血流动力学异常,稳定全身脏器供血和心肌供血。

③ 采用 ACE 抑制剂、β 受体阻滞剂、螺内酯治疗等抑制心肌梗死后交感-肾上腺系统和肾素-血管紧张素-醛固酮系统激活,可改善或逆转心室重构。

"亡羊补牢,尤为未晚",上述治疗措施已经不是理论问题,这些措施可以实实在在地使心室重构和心力衰竭逆转,使心功能恢复良好(见休养生息治疗心力衰竭,心脏缩小不是梦)。

## 7 改善心室重构——心力衰竭治疗的根本措施

心室重构就像洪水冲刷的堤防，在大浪冲击下瘫软；心室重构又像地震震弯的桥梁，再也不能经受负重列车的冲创；心室重构又像拼命拉伸的弹簧，它的力学结构已经十分不良。

逆转心室重构就是加固堤防；逆转心室重构就是扶正桥梁；逆转心室重构就是使心肌变为好的"弹簧"。

逆转这种不良的力学结构，就能改善心功能，就能使心力衰竭患者重获健康和活力。

现已证实，可以逆转心室重构的药物有 ACE 抑制剂、β 受体阻滞剂，可能还包括醛固酮受体拮抗剂。

大家已经知道，慢性心力衰竭时存在神经-内分泌激活，其中之一为交感-肾上腺素能神经系统激活。心力衰竭时血液循环中存在高浓度儿茶酚胺，研究证实，心力衰竭病人死亡率与血液中儿茶酚胺浓度呈正相关。儿茶酚胺浓度越高，其死亡率越高。抑制交感-肾上腺素能神经系统激活就需要 β 受体阻滞剂。大型临床试验证实有三个 β 肾上腺素能受体阻滞剂可改善心力衰竭患者生存率，这就是美托洛尔、比索洛尔、卡维地洛。前两者为选择性 $β_1$ 受体阻滞剂，后者为非选择性 β 受体阻滞剂，可同时阻滞 $β_1$、$β_2$ 和 $α_1$ 受体。病人有 2 型糖尿病、慢性阻塞性肺病（COPD）、周围血管病等，仍可以应用选择性 $β_1$ 受体阻滞剂美托洛尔、比索洛尔和卡维地洛，这些药物对糖尿病病人生存率有肯定好处。

1973 年瑞典学者 Waagestein 报道，应用 β 受体阻滞剂治疗扩张型心肌病取得显著成效，并使扩张型心肌病心脏缩小。在此之前，无人敢在心力衰竭患者应用 β 受体阻滞剂治疗。那时认为心力衰竭是β受体阻滞剂治疗的禁忌证。经过一段时间的美托洛尔治疗后，他发现病人扩大的心脏奇迹般的恢复了正常大小，心脏收缩功能也大大改善了。

国内胡大一教授在"博苏（比索洛尔）对中国心功能不全患者耐受剂量范围和安全性研究"中观察到博苏应用剂量范围与CIBIS-II相似，经12个月用药后心腔缩小，心脏收缩功能大为改善。结果如下：左心室舒张期末内径（LVEDD）由基线时的 6.20±9.25cm 降至 5.75±8.06cm；而左心室收缩期末内径（LVESD）由基线时的 5.03±10.20cm 降至 4.54±12.01cm；左心室射血分数（LVEF）由基线时 35%±7% 升到 47%±9%。表明β受体阻滞剂博苏（比索洛尔）有显著改善左心室重构和左心室收缩功能的作用。

我们采用美托洛尔对缺血性心脏病心力衰竭患者心室重构和左心室收缩功能影响进行了研究，经过6个月治疗，左心室收缩期末容积由 181.10±44.00ml 下降到 163.50±45.00ml（$P=0.042$）；而左心室射血分数（LVEF）由基线时的 39%±27% 上升到 48%±2%（$P=0.002$）。表明美托洛尔显著改善缺血性心脏病心力衰竭患者心室重构和左心室收缩功能。值得一提的是，当时我们应用美托洛尔的剂量仅仅每天平均39.5毫克，距离美托洛尔治疗心力衰竭每天150~200毫克的目标剂量很远。所以，当时改善心室重构的治疗作用并未明显显现出来，提高疗效的空间依然巨大。以后，我们采用美托洛尔治疗缺血性和非缺血性心脏病心力衰竭的剂量大部分每天达到150~200毫克的目标剂量，许多病人甚至超过每天200毫克，使许多缺血性和非缺血性心脏病心力衰竭患者心脏缩小或完全恢复正常。举例如下：

某男，38岁，心悸、气短、不能平卧半年余，乳房以下水肿，2—D心脏超声发现大量胸腔积液、腹腔积液和心包积液，左心室舒张期末内径（LVEDD）77mm，左心室收缩期期末内径（LVESD）67mm，左心室射血分数（LVEF）30%。其余心腔均明显扩大，诊断为扩张性心肌病心力衰竭。因心力衰竭和严重水肿经多家医院治疗不能控制，而转我院治疗。患者血压130/80mmHg，心率110次/分，端坐呼吸，不能平卧，偶发室性早搏二联律。对于该患者来说，最重要的不是控制室性早搏二联律，而是首先控制液体潴留，然后才能改善心室重构，纠正心力衰竭。于是给予患者地高辛0.125毫克每天一次，双氢克尿塞50毫克每天一次，速尿片20毫克每天一次，螺内酯20～40毫克每天三次，ACE抑制剂依那普利5毫克每天二次，10余天后患者能平卧，两肺无啰音，下肢水肿、胸水及腹水消失，肝区叩击痛消失，考虑患者已恢复干体重。于是给予倍他乐克6.25毫克每天二次，以后每周增加12.5毫克/天，逐渐增量至200毫克/天，患者病情持续稳定，3个月后左室舒张末内径已缩至62mm，随着倍他乐克加量，室性早搏消失，半年后LVEDD降到55mm，LVEF升到50%，患者已全无临床症状。该患者明显逆转了心室重构。控制心力衰竭应该得利于应用较大剂量倍他乐克和螺内酯。

某男，65岁，广泛前壁心肌梗死后心力衰竭入院，患者不能平卧，肺部经常有湿性啰音，明显呼吸困难、气短，心率经常在110～120次/分。在常规强心剂（地高辛）、利尿剂（双氢克尿塞）和ACE抑制剂（雅施达）治疗后心力衰竭明显好转，已能平卧，左室舒张期末内径达70mm，收缩期末内径达62mm。用美托洛尔（倍他乐克）由小剂量逐渐增至每天200毫克，经过坚持不懈的努力，奇迹出现了，半年后病人明显好转，已能上下四层楼不气喘，1年后，无呼吸困难，自感精神倍增，体力充沛。2—D心脏超声显示，左心室射血分数已恢复正常，达到62%，短轴缩短率达到33%，左心室舒张期末内径已缩至51mm，左心室收缩期末内径已缩至34mm，达到正常范围。您看，这不是采用β受体阻滞剂明显逆转了左室重构吗？

某男，69岁，陈旧性广泛前壁心肌梗死，频繁室性早搏，明显呼吸困难，气短、心悸，以心力衰竭、频发室性早搏入院。患者曾在心肌梗死后进行冠状动脉介入治疗。现在患者不能平卧，肺部经常有湿性啰音，心率经常在90～110次/分。2—D心脏超声显示，左心室舒张期末内径（LVEDD）76mm，左心室收缩期末内径（LVESD）68mm，左心室射血分数LVEF24%。其余心腔也明显扩大，诊断为缺血性心脏病心力衰竭。患者血压110/70mmHg，心率110次/分，端坐呼吸，不能平卧，偶发室性早搏二联律。对于该患者来说，最重要的是应用螺内酯、双氢克尿塞和速尿，以及ACE抑制剂控制液体潴留。经治疗液体潴留明显好转，已能平卧。于是加用美托洛尔（倍他乐克），由小剂量逐渐增至每天225毫克，奇迹出现了。半年后病人明显好转，左室舒张期末内径缩至62mm，收缩期末内径缩至52mm，上下四层楼已不气喘。1年后，无呼吸困难，自感精神倍增，体力充沛。2—D心脏超声显示，左室射血分数已达56%，左心室舒张期末内径达54mm，左心室收缩期末内径达40mm，心脏大小和心功能已经完全恢复正常。

您看，通过上述3例的示范，即使对缺血性心脏病心力衰竭患者，采用β受体阻滞剂、ACE抑制剂、醛固酮受体拮抗剂等治疗，不是明显逆转了左室重构吗？

目前，经我们治疗的难治性心力衰竭的患者，已有20

余例扩大的心脏完全恢复正常大小，完全恢复了正常心脏功能。根据我们已经取得的成功经验，使心脏扩大的难治性心力衰竭患者恢复正常心脏大小，恢复正常心脏功能，这应该不是神话，不是梦幻，而是完全可以实现的愿望和不争的事实。

除β受体阻滞剂、ACE抑制剂、醛固酮受体拮抗剂以外，中医中药在缩小心腔，改善心脏重构方面可能相辅相成，共奏奇效。我们称之为"休养生息法"治疗心力衰竭（见"休养生息治疗心力衰竭，心脏缩小不是梦"）。

## 8　心力衰竭治疗，防病为先

古人云"预事则立"，心力衰竭是各种心脏病的晚期阶段和最后决战的战场，其病死率高，预后差，能否防患于未然呢？

其实，不但心力衰竭应该预防，能够预防；而且遏制各种心脏病的发展和恶化，均应以预防为良策。

早在公元2世纪时，我国汉代名医张仲景就提出了"上工治未病"的策略。这里的"工"就是医生，"上工"就是良医，即良医治病要在发病之初，大病初现端倪时或未现端倪时就应该及早开始防治。在这里，早已有了"预防为主""防病为先"的思想。心力衰竭的治疗，也应该是初现端倪或未现端倪时及早开始防治，以防微杜渐。

史记记述了我国战国时期名医扁鹊诊治君王齐桓侯的故事，为我们树立了早防早治、防病为先的典范。现将史记记述抄录如下：

扁鹊过齐，齐桓侯客之。入朝见，曰："君有疾在腠理，不治将深。"桓侯曰："寡人无疾"，扁鹊出。后五日，扁鹊复见，曰："君有疾在血脉，不治恐深"，桓侯曰："寡人无疾"。扁鹊出，桓侯不悦。后五日，扁鹊复见，曰："君有疾在肠胃间，不治将深。"桓侯不悦。后五日，扁鹊复见，望桓侯而退走。桓侯使人问其故，扁鹊曰："疾之居腠理也，烫熨之所及也；在血脉，针砭之所及也；其在胃肠，酒醪之所及也；其在骨髓，虽司命无奈之何。今在骨髓，臣是以无请也。"后五日，桓侯体病，使人召扁鹊。扁鹊已逃去，桓侯遂死。

司马迁在史记中写道："使圣人预知微，能使良医得早从事，则疾可已，身可活也。"

我们现在的医生，已经不是2000多年前战国时代的扁鹊，有了相当多活人救命的抢救方法和防治手段，即使心跳已经停止，也要奋力抢救。无论心力衰竭如何严重，也要倾心救治，不会"逃去"。但是，2000多年前的古人却给我们树立了使病人"预知微"，使良医"早从事"，使疾病"早防治"，则疾病可得到预防和治疗，身体可得到康复的哲理和范例。

这在我们今日心力衰竭的治疗中，仍是至理名言。愿我们今天的医生认真学习我国名医张仲景"上工治未病"的思想；愿我们今日的病人认真审读我国2000多年前名医扁鹊为齐候诊病的故事；以此为鉴，做到早防早治，防病为先。

美国心脏学会（ACC）和美国心脏协会（AHA）2001年关于慢性心力衰竭治疗的指南将心力衰竭作为进展性疾病，正是强调心力衰竭治疗应防病为先的理念。心力衰竭的进展表现为心室重构，即心室扩张、肥厚、心肌纤维化，由椭圆形向球形演化。心力衰竭演化的阶段分为A、B、C、D四阶段。A为有发生器质性心脏病的高危因素，如高血压、高血脂、糖尿病，但是无心脏病，无心肌，瓣膜或心包的器质性损害。B为出现导致心力衰竭的器质性损害，但是无症状或体征，这时表现为心室重构、心肌肥厚、扩张和纤维化。C为病人出现心力衰竭的症状和体征。D为心力衰竭的严重阶段，需频繁住院，需要正性肌力药物支持或心脏移植。将疾病分阶段，正是强调疾病为进展性病理过程，正是强调要早防早治。

许多疾病或不良生活方式增加心力衰竭发病的危险，早期检出这些情况，提早预防是减少心力衰竭发病危险的主要措施。

高血压是与心力衰竭发病危险明显相关的危险因素之一。

1972年美国Framingham研究发现,75%的高血压患者伴有心力衰竭;而高血压患者一旦出现心力衰竭则预后不良,5年存活率男性为24%,女性为31%。1999年WHO/ISH高血压治疗指南指出,有高血压史的患者,心力衰竭的危险性至少增加6倍。我国上海地区心力衰竭调查发现,高血压在心力衰竭病因中占36.0%,提示在我国防治高血压是防治心力衰竭的重要一步。这对于老年高血压患者尤其重要。Syst－Eur试验是在老年单纯收缩性高血压患者中所进行的钙拮抗剂(本身不降低心力衰竭发生率)降压治疗的试验,钙拮抗剂尼群地平使脑卒中的危险性降低42%,所有致死/非致死性心脏终点降低31%,心力衰竭的危险减少29%。无论收缩压或舒张压持续增高都与心力衰竭发病的危险性密切相关。根据美国JNC－7的推荐,高血压伴有心力衰竭的强适应证时,降压治疗应选用ACE抑制剂、利尿剂、醛固酮受体拮抗剂、β受体阻滞剂。

糖尿病显著增加无器质心脏病患者心力衰竭的发生率,并且糖尿病使已患心力衰竭患者的预后更为严重。虽然尚无证据说明降低高血糖可以降低以后心力衰竭发生的危险;但是医生应努力控制高血糖。根据著名的HOPE试验的结果,ACE抑制剂雷米普利每天5～10毫克仅使血压下降3/3mmHg,而明显降低新发糖尿病的发生率达32%($P<0.001$),降低心血管死亡率达25%($P<0.001$),降低中风达31%($P<0.001$),降低非致死性心肌梗死达20%($P<0.001$),并降低心力衰竭发生率。这些足以证明,ACE抑制剂有助于防止糖尿病。ACE抑制剂降低心力衰竭死亡率一般达25%。长时间采用ACE抑制剂或血管紧张素Ⅱ拮抗剂有助于降低糖尿病肾病和心力衰竭的危险。

动脉粥样硬化性疾病,如冠心病、脑动脉硬化、周围血管动脉粥样硬化等明显增加心力衰竭的发生率。在这些患者中，应努力控制动脉粥样硬化的危险因素。GREACE试验证实，他汀类药物降脂治疗明显降低心力衰竭发生率达50%，同时他汀类降脂药也对非缺血性心力衰竭显示明显的临床益处。ACE抑制剂已对动脉粥样硬化疾病显示明显益处，并降低心血管死亡、心肌梗死和心力衰竭的危险。

冠心病引起心力衰竭是目前构成心力衰竭的主体人群。防治冠心病心力衰竭，完全可以早防早治，完全能够对因治疗。这种治疗开始要早，实际上是一种"防病"。冠心病的主要病理过程是动脉粥样硬化，有效防治动脉粥样硬化的危险因素，如高脂血症、高血压、糖尿病、吸烟等，就能有效的延缓动脉粥样硬化进展。目前，美国成人胆固醇教育计划（ATPIII）已将降低低密度脂蛋白胆固醇（LDL-C）作为降脂治疗和预防动脉粥样硬化的首要目标。冠心病或冠心病等危症患者有效降低 LDL-C，使其<100 mg/dl，极高危患者，如急性冠脉综合征，包括急性心肌梗死和不稳定型心绞痛，降低 LDL-C，使其<70 mg/dl，可有效降低冠心病危险因素，降低病死率和病残率。最近研究表明，将血清 LDL-C 降低至 70 mg/dl 以下，可能抑制动脉粥样硬化斑块进展或使其消退（REVERSAL试验）。

目前，风湿热及风湿性心脏瓣膜病仍是我国心力衰竭的重要病因。控制风湿热和风湿活动极为重要。目前符合 Jones 诊断标准的典型风湿热已很少。但是不典型风湿活动十分多见。如既往患过风湿性心脏瓣膜病的患者，本来心功能处于代偿阶段，心功能良好；但突然心慌、气短、心率增快，可伴有或不伴有低热、白细胞增高、血沉增快、抗溶血性链球菌素"O"阳性，这时应警惕风湿活动。往往一般强心利尿剂无效，而采用青霉素抗感染及肾上腺皮质激素治疗疗效显著。另一类患者是风湿性心脏瓣膜早已更换机械瓣，原本心力衰竭控制得很好，或根本无心力衰竭，近期突然心力衰竭加重，什么原因突然使心力衰竭加重？就是"风湿活动"在作怪。对于这些患者应主动出击，坚持每月注射长效青霉素一次，长期预防并控制链球菌感染。

扩张型心肌病中一部分患者即由急性病毒性心肌炎感染后的后遗症或自身免疫反应所致，增强体质，预防感冒是防病的关键。在这些患者中，采用免疫抑制剂——肾上腺皮质激素有一定疗效。

在心力衰竭的诊治中，要做到预知微，早防治，即可使心力衰竭的不利因素大者化小，小者化无。即在诊治中要见微而知著，防微杜渐，要使对病人有利的因素大力培植，不利的因素全面克服和防治，这样就能做到无心脏病或心力衰竭征象时早防早治；而有心力衰竭征象时防治结合，防微杜渐，延长心力衰竭病人的生命，提高生活质量。

根据美国疾病预防控制中心的预测，单靠药物治疗要使美国人平均寿命延长一年，需要数百亿到上千亿美元，而采用健康的生活方式可使美国人平均寿命轻易延长十年。足见预防疾病和采用健康生活方式十分重要。这点对于心力衰竭的防治同样十分重要（见"心脏病和心力衰竭病人的养生之道"）。

## 9  对因治疗，就会有奇效

常言说得好，一把钥匙开一把锁。

在这里，对因就是针对疾病病因。疾病病因和治疗方法的关系恰如钥匙和锁的关系。许多医生和病人往往忽视这种关系，治病舍本求末。正确的方法是"急则治其标（症状），缓则治其本（病因）"，"治病必求其本"。

在这里，我们将病因、直接或间接原因、诱发因素等统称为致病因素——"病因"。这不是为了模糊概念，而是因为许多心力衰竭的病因、诱因、直接或间接原因并不容易界定。

有些心力衰竭的病因清楚，并能彻底根治，如贫血、甲状腺机能亢进、甲状腺机能减退、维生素 $B_1$ 缺乏。这其中，有些还是心力衰竭的诱因。有些虽然病因清楚，但不能彻底根治，而可防治，如高血压、冠心病、糖尿病、风湿热。有些虽不知道病因，但知道心力衰竭的直接成因，并能采用手术彻底纠治其成因——解剖学异常，如左向右分流的先天性心脏病，老年退行性心脏瓣膜病，心脏机械性能损害等。若这些疾病已形成严重肺动脉高压，则治疗为时已晚，可能无力完全挽回病情。有些心力衰竭根本不知道病因和直接成因，则不能对因治疗。

高血压心脏病和冠心病，应该是目前最常见的心力衰竭病因。而且，高血压心脏病心力衰竭只要有效控制心力衰竭的病因——高血压，心力衰竭就会立即好转。举例如下：

某男，76岁，患冠心病下壁心肌梗死已5年余，平时劳力时有胸闷、憋气和心前区压痛。心电图呈陈旧性下壁心肌梗死图形，曾行冠状动脉造影，右冠状动脉近端有斑块破裂，但堵塞管腔不足50％，因管腔粗大，未做处理。经肠溶阿司匹林、舒降之和倍他乐克等治疗，一直病情稳定。半年前"感冒"后出现肺部干湿性啰音，不能平卧、紫绀，曾查WBC偏高，持续给予抗生素头孢呋辛、头孢哌酮、舒普深等治疗。患者肺部啰音并未消除，反而出现明显哮鸣音，不能平卧，呼吸困难。当我为患者诊治时，该患者明显呼吸困难，考虑该患者为冠心病心肌缺血引起的心力衰竭，应用抗心肌缺血的药物，如硝酸酯、血管紧张素转换酶抑制剂、肠溶阿司匹林、舒降之等，并应用利尿剂和螺内酯等。经查患者血压180～200/100～120mmHg，当地医生在长期治疗中只注意应用抗生素，而未注意控制血压，这是对血流动力学施加最大影响的因素，结合患者为老年男性，有前列腺肥大，心率较快，给予患者比索洛尔（博苏）2.5毫克，一天一次，然后改为5毫克一天一次，直到10毫克一天一次，因患者有前列腺肥大，结合应用特拉唑嗪2毫克一天一次，患者血压控制至110～120/70～80mmHg，患者翌日即能平卧，两肺呼吸音清，气短消除，心前区憋闷也得到缓解。以后患者坚持服用比索洛尔10毫克一天一次，血压持续稳定在100～110/70～80 mmHg，心力衰竭病情持续控制稳定。

某女，80岁，高血压多年，胰头癌术后突发呼吸困难，紫绀，不能平卧，两肺干湿啰音，状如"煮粥"，血压高达200～220/120mmHg；这时立刻给予吗啡3毫克入壶静点，并立即给予硝普钠静点（输液器避光，每8小时硝普钠需重新配制并更换药物一次），从15μg/min开始，每5～10分钟增加5～10μg/min，并给予速尿，直至血压控制至低于140/90mmHg，心力衰竭症状立即消失。病人平时没有慢性心力衰竭，只是血压升高以后才出现心力衰竭，这时合用

ACE抑制剂益恒（喹那普利）、β受体阻滞剂博苏（比索洛尔，心率不低于60次/分者即可应用），并加用钙拮抗剂氨氯地平，其他钙拮抗剂不推荐使用。3天后血压稳定，于是停用硝普钠，心力衰竭病情持续控制稳定。硝普钠一般用药1～3天，最长不超过7天，时间过长可发生硫氰化物中毒。然后单用口服ACE抑制剂益恒、β受体阻滞剂博苏和利尿剂完全控制了血压，也完全控制了心力衰竭。

以上两例均系老年高龄高血压患者发生心力衰竭，高血压导致舒张功能障碍为主要原因。控制高血压对治疗舒张功能障碍非常重要（见附录"美国心脏学会（ACC）/美国心脏协会（AHA）关于舒张功能障碍指南"）。

冠心病心力衰竭防治比较复杂，这是因为冠心病心肌缺血不易彻底根除，即使心肌缺血采用经皮冠状动脉腔内成形术（PTCA＋安放支架）或冠状动脉搭桥术（CABG）等血管再通治疗，使心肌缺血改善，冬眠心肌可能大部分得到供血。但是，不同程度缺血可能仍然存在，心肌中可能仍有冬眠心肌。同时由于心肌梗死造成的心肌纤维化、瘢痕形成或心室壁瘤仍然影响心肌的机械性能，严重心室重塑仍是心力衰竭的重要原因。但是，冠心病心力衰竭只要坚持改善心肌供氧，给予硝酸酯；减少心肌需氧，给予β受体阻滞剂；该药减低心肌收缩力可减少心肌需氧，减慢心率、延长舒张期，反过来又可增加心肌供氧。冠心病心力衰竭防治仍然大有希望。现已证实，持续应用β受体阻滞剂（美托洛尔、比索洛尔、卡维地洛），并达到靶剂量或最大耐受剂量，可明显改善心力衰竭预后，并改善心肌缺血。ACE抑制剂和醛固酮受体拮抗剂也明显改善缺血性心力衰竭病人的预后，三者均可改善心室重构，改善心肌细胞的生物学特性，是治疗心力衰竭的关键用药。同时，找出并解决左右患者病情的主要矛盾（在一定程度上也构成病因或诱因），可使病情峰回路转，现举3例如下：

患者，男，60岁，以胸部憋闷、心悸、胸痛、不能平卧入院，5年前患急性广泛前壁心肌梗死，心尖部室壁变薄、室壁瘤，5年来患者渐感心前区痛，呼吸困难，不能平卧，心悸严重，查体发现房颤，心率90～110次/分，左心室舒张期末内径（LVEDD）68mm，左心室射血分数（LVEF）28%，两肺满布干湿啰音，偶发室性早搏，经强心利尿治疗后病情改善，进行冠状动脉造影和冠状动脉内支架治疗，并给予ACE抑制剂依那普利10～20毫克/天、β受体阻滞剂博苏逐渐增量至10～12.5毫克/天，心率控制在60～70次/分，醛固酮受体拮抗剂螺内酯增至80毫克/天。此外尚用阿托伐他汀、地高辛、阿司匹林等药。经过半年治疗，心绞痛和心力衰竭完全控制，LVEDD降到62mm，而LVEF升到37%，病情完全改善。

某男，70岁，因气短、憋气、紫绀、不能平卧入院，17年前剧烈胸痛、憋气、大汗，曾患广泛前壁心肌梗死，糖尿病。半年前患者曾在美国行冠状动脉造影，因病变复杂，未行支架治疗。1年来活动后胸痛、气短，不能平卧，加重5天住院。查体心率40～50次/分，心律不整，可闻心搏间歇，心电图示频发室性早搏，二联律，血压140/80mmHg，巩膜轻度黄染，不能平卧，两肺呼吸音粗，肝区叩击痛，下肢水肿，并有少量腹水。2D—心脏超声显示，LVEDD68mm，LVESD61mm，LVEF24%，FS 12%，左室前壁运动减低，近心尖部无运动，可疑心尖部室壁瘤。经2—D心脏超声提示冠心病、缺血性心肌病。入院后给予肠溶阿司匹林75毫克一天一次，安体舒通40毫克一天三次，双氢克尿塞 50 毫克一天一次，速尿片 20 毫克一天一次，依那普利 10 毫克一天二次，患者很快可以平卧。患者因心动过缓伴频发室性早搏，二联律，影响应用 β 受体阻滞剂，于是行 DDD 永久心脏起搏器安装术，然后程控为 AAI 起搏（即右心房起搏），术后患者心悸、气短明显好转，然后加用博苏 1.25 毫克一天二次，以后渐加至每一天 10 毫克，3 个月后，LVEDD 降至 64mm，LVESD 降至 54mm，LVEF 升至 37%，患者明显好转，再无心力衰竭发作。半年后 LVEDD 降至 58mm，LVESD 降至 46mm，LVEF 升至 40%；胸片心脏大小已经完全恢复正常，患者再无心力衰竭发作，活动时无任何胸闷、心悸及气短，患者又高兴地赴美居住。

患者，女，68 岁，25 天前患急性广泛前壁心肌梗死，5 天来极度呼吸困难、紫绀、不能平卧、四肢发凉、昏睡、意识淡漠，查体发现血压 70～80/50～60mmHg，心率 100～110次/分，脉搏细微，两肺干湿啰音，心尖部闻及响亮的收缩杂音伴有震颤，超声心动图发现心尖部巨大室壁瘤伴有心尖部室间隔穿孔达 2.6 厘米。危在旦夕，其主要症结是左右心室间的室间隔破裂，左右心室间压力相差 3～5 倍，出现这个大洞后，其势能如江河决口，病情急转直下。家属强烈要求做 Amplazer 封堵伞封堵治疗，用介入方法封堵室间隔穿孔，经过半小时努力，手术神奇成功了。患者立刻血压升到 98/70mmHg，意识清楚，响亮的收缩杂音听不到了。然后经过冠心病急性心肌梗死的系统治疗，患者神奇地恢复了健康。

通过上述 3 例的示范，可见即使冠心病并发的严重心力衰竭，针对心力衰竭的病因、诱因及影响患者病情的相关因素进行治疗，仍然会有良效。

我曾诊治一位青年女性，辗转在多家医院就诊，严重心力衰竭，极度衰竭，并伴有心房颤动、心房扑动、窦性心动过速（130～200次/分），并且$V_1$～$V_5$导联出现"心肌梗死"图形。曾诊断为急性病毒性心肌炎、围产期心肌病、扩张型心肌病。患者心腔确实明显扩张，但搏动强烈，心率达150～200次/分。这是什么病因的心力衰竭呢？心率极快伴心房颤动、心房扑动时不要忘记甲状腺机能亢进，要查甲状腺功能，但是患者的甲状腺听诊当时确无杂音。此患者$T_3$和$T_4$明显增高，这是一例甲状腺机能亢进心脏病。经抗甲亢治疗后心力衰竭完全纠正，心率慢下来，颈部血管杂音也明显了。此病人是怀孕诱发并加重了甲状腺机能亢进病情，并导致严重心力衰竭。经治疗后甲状腺机能亢进控制很好，病人心力衰竭痊愈。

还有一位山区少女，已17岁，全身浮肿、腹水，不能平卧，坐位睡觉已5年余，按心力衰竭治疗给予洋地黄、利尿剂日渐加重。该患者心电图呈明显窦性心动过缓伴T波低平，少言语、懒动、怕冷、皮肤干燥、无月经。我立即怀疑此病人为甲状腺机能减退。此病人因经济条件差，无力看病。我立即检查患者的甲状腺机能，很快明确诊断。患者因甲状腺机能减退，大量心包积液，同时因心肌黏液性水肿，心功能减低，表现心功能障碍。让患者服用甲状腺片2个月后水肿明显消失，智力改善，已能平卧，并来月经，一年后身体长高了，数年后结婚生子，已完全正常，与上一个例子不同，这是甲状腺机能减退引发的心力衰竭。

另一个例子是系统性红斑狼疮引起的心力衰竭。我曾遇到一例产后扩张型心肌病（围产期心肌病）病人，心腔扩大，心壁变薄，运动减弱。已在多家医院诊疗多年，没人怀疑此病人可能是系统性红斑狼疮。此病人经我反复查数次自身抗体，均为抗核抗体阳性、抗双链 DNA 抗体阳性、抗 Sm 抗体阳性。因此，虽然系统性红斑狼疮其他阳性证据不充分，但我仍给予强的松治疗，病人心力衰竭迅速好转，最后心腔完全恢复正常。系统性红斑狼疮引发心力衰竭在妊娠期和产后尤其多见，因此，对此类病人要提高警惕。

脚气病系缺乏维生素 $B_1$ 所致的心脏病心力衰竭，又名陪拉格，现在已少见，主要表现右室扩大和右心衰竭，与食精米有关，改食糙米或补充维生素 $B_1$ 即可治愈。

心力衰竭的诱因包括发热、感染、心律失常，尤其快速房颤和快速室上性或室性心律失常；水电解质平衡紊乱，如盐摄入过多、输液过快、过多；体力过劳；精神负担过重；心肺负荷过重，如妊娠、分娩等；环境因素如过冷、过热、气候剧变；治疗不当如洋地黄过量、利尿过度等。另外，甲状腺机能亢进、贫血、失血、肺动脉栓塞等都是心力衰竭的重要诱发因素。

中医的经典语言"治病必求其本"，正是强调"对因治疗"。通过上述例子说明，即使严重心力衰竭，对因治疗也能收到奇效。

## 10 心力衰竭病人液体潴留的判断

俗语云：男怕"穿靴"，女怕"戴帽"。其实，这里的"穿靴""戴帽"并不是讲真正的"靴""帽"，而是讲心力衰竭或肾功能衰竭病人的下肢和头面部水肿。可见，民间向来重视水肿的重要性。

对于心力衰竭病人，医生初诊和随诊时，应该首先检查什么体征？应首先检查是否存在水肿，即是否存在体液潴留。这项检查是调整利尿剂、洋地黄用量的关键一步，是判断病人是否需要紧急处理和住院的关键一步。

液体潴留最敏感的体征是近期内体重骤增。医生应在每一次随诊时详细记录病人体重，若在3～5天中体重增加1～2kg，则属于液体潴留征象，应该加用或加大利尿剂剂量。此项指标不能用于长时间中前后的比较。因为随着心力衰竭病情改善，病人会长肉，这时增加体重应是正常现象，是真体重。

液体潴留的最可靠体征应是颈静脉怒张、体重骤增、肝大或肝区叩击痛。许多心力衰竭病人常叙述上腹部胀满、消化功能不好。这实际上是肝脏淤血和胃肠道淤血的征象。医生只需观察一下有无颈静脉怒张，并轻轻叩击一下肝区，若病人做出肝区剧痛的防卫反应，则是肝淤血和液体潴留的可靠征象。这时若用右手在腹部加压（注意不要压迫肝脏），则可见到颈静脉怒张加重，这就是肝-颈静脉返流征阳性，提示液体潴留。

根据颈静脉怒张程度，可以粗测中心静脉压的高低和液体潴留的程度，无论病人采取坐位、卧位或者半卧位，胸骨角的高度始终高于右心房中心位置约5cm，而且颈静脉与无名静脉、上腔静脉直通，并且粗大，根据连通器的原理，可在直立坐位或直立位时由颈静脉高度粗测中心静脉压高低，并判断液体潴留情况。中心静脉压约 $8\sim12cm\ H_2O$ 柱，在卧位时应该见到颈静脉充盈，因此时颈静脉处于胸骨角水平位置以下，为正常情况。若颈静脉不充盈，则为中心静脉压低于 $5cm\ H_2O$ 柱，为体内血容量过低。若在半卧位或者直立坐位，胸骨角以上颈静脉柱垂直高度＋胸骨角高度 5cm 明显大于 $15cm\ H_2O$ 柱，则为体内血容量过多，存在液体潴留。

呼吸困难、骤然坐起或不能平卧是肺部液体潴留的征象。肺部啰音的出现不是单纯取决于肺毛细血管压（等于左室舒张末压）的高低，而是取决于肺毛细血管压上升的速度，以及胶体渗透压的高低。老年人，尤其是大量吸烟的烟民，肺部啰音常见。而慢性支气管炎患者也常闻及肺部啰音。但这些患者能平卧，不是心力衰竭液体潴留。不能平卧，骤然坐起，呼吸窘迫，肺部啰音，甚至"状如煮粥"，是肺部液体潴留和急性肺淤血的表现。慢性心力衰竭患者即使肺毛细血管压很高，但胶体渗透压不低，并无肺部啰音出现。

周围部位水肿，尤其多见于低垂部位，如病人采取坐位或半卧位时，水肿见于下肢、阴囊、阴唇、骶骨前、腹壁。并可见胸水（多见于右侧）、腹水，严重时可见到水肿液自下肢、阴囊、腹壁向下流淌。女性患者可见到水肿明亮并下垂的乳房。严重水肿应是重度液体潴留、静脉压增高、白蛋白严重降低、胶体渗透压降低等综合原因所致。这种情况除严重水肿外，多半有肝脏极度肿大、黄疸，全身肌肉萎缩，极度消瘦，称为恶液质综合征。另外周围水肿绝不是心脏病的"专利"，它可见于肾脏疾病（尤其肾病综合征）、肝脏疾病（尤其肝硬化）、营养不良、甲状腺机能减退等。

大多数存在液体潴留的心力衰竭病人，并不表现周围组织和器官低灌注的征象。低灌注的征象表现为血压下降，脉压（收缩压－舒张压）减小，四肢冷，以及苍白、紫绀、神情恍惚、错乱、谵妄、意识淡漠、无尿或尿量减少。这种低灌注状态的出现与心肌急性损害、心脏搏出量迅速下降有关。这种情况多与液体潴留并存，见于急性严重心力衰竭和终末期难治性心力衰竭病人，尤其大剂量利尿后的稀释性低钠血症，往往伴有低钾、低氯、低蛋白血症，病死率很高。

医生判定液体潴留的主要目的是应用利尿剂改善病情，是让患者恢复干体重。何谓干体重？即无液体潴留存在时的体重。根据我们的经验，若患者能平卧，颈静脉无怒张，下肢及低垂部位无水肿，肝脏无叩击痛，无腹水、无胸水，并且呼吸顺畅，无呼吸困难，即为已恢复干体重。这时候，若病人血压和心率稳定，即为病人病情好转的开始，也是开始应用β受体阻滞剂的指征。

中医认识到"肺"在调节水液代谢中十分重要，曰："肺为相辅治节生"。在这里"相辅之官"的功能恰好就是体内调节水液代谢的功能。这种功能可由利尿剂的功能进行协助、辅佐和补偿，利尿剂恰好就像"相辅之官"一样，稳定"政局"，辅佐其他药物发挥治疗心力衰竭的作用。当体内"洪水泛滥"（液体潴留）时，就需要用调节水液代谢的"相辅之官"——利尿剂来治疗液体潴留。

## 11 消除液体潴留的关键药物——利尿剂

禹的时代,洪水泛滥,江河横溢,淹没九州。禹疏浚江河,使归大海,拯救万民。

心力衰竭时,体内水液潴留则淹没五脏,充溢全身,如肺水肿、心包积液、胸腔积液、腹腔积液、下肢水肿、颈静脉怒张、肝大淤血等。

利尿剂是像"禹一样疏浚江河","排除体内水患",从而调节水液代谢的神秘药物。它促进肾脏排出水分和盐,从而使尿量排泄增多。临床上主要用于消除水肿,即消除液体潴留。

心力衰竭病人对水肿十分敏感,了解利尿作用发生的机制很有必要。

利尿作用的发生主要有三个环节:①增加肾小球滤过率;②抑制肾小管和集合管对钠、氯的重吸收;③调节肾小管和集合管的泌钠功能。肾脏由皮质部(即肾表层)和髓质部(即皮质下部,肾内部)的许许多多的肾单位组成。每个肾单位是由肾小球、肾小管(近曲和远曲小管)、亨勒祥和集合管组成。在正常情况下,专司滤过尿液的肾小球原尿滤过率恒定,流经肾小球的血浆有1/5滤入肾小球与肾小管连通的囊腔(鲍曼囊)中,每天可达180升,即为原尿。但是,原尿流入肾小管后99%又被重吸收,仅有1%成为我们通常见到的尿液排出体外。所以,每天真正的尿只有1～2升。

因此,使肾脏增加利尿作用的关键,不在肾小球,而在肾小管。它只需减少1%的原尿重吸收,利尿作用就非常强大。利尿作用实际是在利钠、利氯,即排盐。凡能减少肾小管对钠和氯重吸收的措施,就能随之带去大量水分,起到强大利尿作用。若体内严重低钠、低氯，无盐可排，利尿作用也就停止了。

利尿作用的另一部位是髓袢，即亨勒袢。它是一条处于髓质部分具有逆流倍增作用的"U"型管道。原尿由近曲小管流经此"U"型管道，进入远曲小管。十分有趣，U型管降支开始部分较粗，主要吸收钠，而与之相连的降支细段主要吸收水。因此，随着原尿自U型管下降，原尿即变为高渗；而转过U型管弯进入升支细段，又变为主要吸纳和氯，又使高渗的原尿变为低渗；而升支粗段主动吸氯，并随之带走钠。这样，髓袢的U型管就是吸收钠、氯和水的主要部位。这样一来，原尿的容积就大大缩减了。由于髓质大量吸收钠、氯，使髓质成为高渗吸水的主要部位。另外，在远曲肾小管、集合管又有排泌氢离子换回钠离子的机制。醛固酮促进钾-钠交换具有保钠排钾的作用。螺内酯、氨苯喋啶和氨氯吡米等药物均因抑制钾-钠交换，而起到保钾利尿作用。

利尿剂可分为强效利尿剂、中效利尿剂及弱效利尿剂。强效利尿剂如呋塞米主要作用于亨勒髓袢升支以及与其相连的皮质部升支；而中效利尿剂主要作用于皮质部升支，远曲肾小管和集合管；而弱效利尿剂主要包括保钾利尿剂螺内酯、氨苯喋啶和氨氯吡米，它们主要作用于远曲小管后端和皮质部集合管。

强效利尿剂，即袢利尿剂，其排钠能力可达钠滤过总负荷的20％～25％，并加强游离水的清除。除肾功能严重受损（肌酐清除率＜5ml/min）者外，一般均能保持利尿效果。而中效利尿剂噻嗪类仅能排出钠滤过总负荷的5％～10％，故排泄水的能力也减少，肾功能中度受损（肌酐清除率小于30ml/min）时，就失去利尿效果。因此，袢利尿剂是多数心力衰竭患者的基础用药和首选利尿剂。

利尿剂治疗的首要适应证是消除体液潴留（其体征见上

篇）。其次是通过减少钠、氯重吸收，防治液体潴留和高血压。利尿剂在心力衰竭治疗中起关键作用。这是因为，体内液体潴留时犹如"洪水泛滥"，这时，肺、肝、胸腹腔，所有低体位的组织和脏器均处于"水淹"之中，而清除"水淹"的惟一方法就是利尿。洋地黄和ACE抑制剂，现在虽然均为治疗心力衰竭的基础用药，但是没有利尿剂首先清除"水患"，它们不可能发挥疗效。同样，β受体阻滞剂虽然在心力衰竭治疗中疗效卓著，已经有"气吞山河"之势。但是，它更是首先仰仗利尿剂首先消除液体潴留，才可用药发挥疗效。利尿剂用药不足或早早停药，会降低ACE抑制剂、洋地黄和β受体阻滞剂的疗效，立刻使心力衰竭加重，并使它们立感"逊色"和"丢脸"。利尿剂作为治疗心力衰竭、调节水液代谢的"相辅之官"的功能不可替代。

利尿剂的临床应用：

所有心力衰竭患者有液体潴留的证据或过去有过液体潴留，应用利尿剂已经消除者，均应长期口服利尿剂（见小剂量，常利尿）。一般NYHA分级Ⅰ级患者不需要利尿剂；Ⅱ级以上患者，有液体潴留者，可与ACE抑制剂、β受体阻滞剂、醛固酮受体拮抗剂（螺内酯）合用。利尿剂通常从小剂量开始，如呋塞米每天20毫克，氢氯噻嗪每天25毫克。轻度、中度心力衰竭可选用噻嗪类；而重度心力衰竭或有肾功能障碍者多选用呋塞米。

注意，非甾体抗炎药消炎痛等能抑制多数利尿剂的作用，其他非甾体抗炎药也有类似作用。尤其是抑制袢利尿剂的利钠利水作用。

利尿剂的不良反应包括造成电解质紊乱，如低钠、低钾、低镁，尤其当利尿剂应用后肾素-血管紧张素-醛固酮系统高度激活时，更易发生。合用ACE抑制剂＋螺内酯可以避免发生上述情况。

利尿剂应用后低钠血症分为稀释性低钠血症（见后）和缺钠性低钠血症。后者见于大量出汗或大量利尿后而无钠盐补足。患者表现血容量下降、低血压、尿比重高，而无液体潴留，应该补钠并补足血容量。

利尿剂应用后可激活体内的神经内分泌系统，特别是肾素-血管紧张素-醛固酮系统（RAS）。虽然，RAS激活后血管紧张素Ⅱ升高，有助于使血容量不足时维持血压和肾功能。但长期激活则使心功能和肾功能恶化。过度应用利尿剂时，造成血容量骤减、造成低血压并损害肾功能。但是，往往这时病人既存在全身循环血量锐减，又存在明显液体潴留的证据，出现低血压和肾功能损害，使利尿更加困难，这是心力衰竭加重的表现（其处理见"重症心力衰竭伴稀释性低钠血症怎么办"和"心力衰竭病人少尿无尿怎么办"）。

过度应用强利尿剂时，即"暴力革命式"利尿，可导致血容量锐减，造成低钾、低钠、低氯，形成血容量减少性低钠血症。这时病人会出现血压下降、虚脱、无力、头昏、恶心，甚至肾功能障碍。

孙子兵法云："不战而屈人之兵，善之善者也"。对于严重心力衰竭病人，最重要的是创造和谐的体内环境，"和平过渡式"地使液体潴留逐渐消除，心功能改善。这就需要"小剂量，和风细雨式"利尿。而不希望"暴力革命式"迅速利尿解除液体潴留。

## 12 心力衰竭伴血容量减少性低钠血症怎么办

重症心力衰竭时，往往液体潴留严重，其势如"江河横溢"。这时，出现颈静脉怒张、肝大、黄疸（肝淤血）、肺水肿、下肢水肿。但是，有些病人很奇怪，原来患有严重心力衰竭，液体潴留严重，经过强力利尿后已经无明显液体潴留表现，能平卧，血压低，静脉塌陷，肾功能受损，少尿或无尿，病人口渴、烦躁或呈无欲状。

什么原因使心力衰竭病人的液体潴留表现化为乌有呢？原因很简单，是强利尿剂应用过度。

过强的利尿剂（如呋塞米、丁尿胺）过度应用时，会造成血容量减少性低钠血症，会发生厌食、无力、头昏、恶心，血压明显降低。当血钠低于110mmol/L以下时，会出现血容量锐减，并伴有低钾、低钠、低氯。这时病人会出现严重无力、恶心、呕吐、意识淡漠、昏迷或昏睡。

由于血压低，肾脏灌注量下降，会发生轻度、中度氮质血症。由于低钾、低氯和低钠，又会并发代谢性碱中毒。因此，病人会有意识障碍、胸腹拘急、全身痉挛、肌肉疼痛与全身抽搐。

这种低血容量性低钠血症也会在恶性消耗性疾病（恶液质），长期厌食、大汗而未及时补充钠盐时出现。但是，重症心力衰竭利尿剂过度应用时，往往病人危重，医生不知原因，苦无所措，无所适从。其实这时补充含有钠盐的液体即可收效；若有低钾、低氯、低镁时，并结合补充氯化钾，并补镁即可缓解。

我们有一套应用已久的解决方法，即给予羟乙基淀粉代血浆（706代血浆）静滴，并加入多巴胺或多巴酚丁胺静点速度为2.5～10μg/（kg·min）；若有低钾、低镁存在时并结合补钾、补镁（如门冬酸钾镁）。这时与稀释性低钠血症时治疗方法略有不同，这时不用速尿，不加利尿剂，主要是通过多巴酚丁胺或多巴胺强心、利尿，升提血压，并增大肾脏血流量。706代血浆加门冬酸钾镁，补钠、补氯，甚至补钾、补镁。这样一来，既可解决低血压、低血容量，又可补钠、补氯、补钾、补镁。并通过多巴胺或多巴酚丁胺增加肾血流量，706代血浆发挥升压和溶质性利尿作用。它们共同发挥升压、扩容，补充电解质和利尿作用，为解决此问题的有效方法。

举例如下：

某男，70岁，因胸闷、憋气，不能平卧，住某医院治疗。查体发现，血压正常120/60mmHg，心率80次/分，两肺布满干湿啰音，高枕卧位，肝大，颈静脉怒张，听诊发现心尖部喷射样杂音向左腋下传导。2－D心脏超声显示，左心室舒张期末内径（LVEDD）66mm，左心室收缩期末内径（LVESD）52mm，左心室射血分数（LVEF）50%，二尖瓣腱索断裂，呈连枷样于收缩期脱入左房，舒张期进入左室。医生建议行二尖瓣人工瓣置换术，但患者坚决不同意。于是，医生给予ACE抑制剂依那普利5毫克一天两次，速尿40毫克静脉注射一天两次，患者虽恢复平卧，但是口干舌燥、少尿、烦躁、心悸，血压降低到80/50mmHg，心率升到110次/分，血肌酐升高，多次利尿后已不能利出尿量，患者愈感烦躁，每天尿量仅200～300毫升。年轻医生不知所措，其实这种局面肯定是速尿"强利尿、猛利尿"造成血压过低和肾功能障碍所致。转入我院后，立即给予羟乙基淀粉代血浆静滴，并加入多巴酚丁胺，结合补钾、补镁（如门冬酸钾镁）。很快血压回升，肾功能好转，患者平卧，病情稳定。

最重要的是，即使对于严重心力衰竭伴有液体潴留的病人，也要坚持"小剂量，常利尿，勤观察"。而不要大剂量使用峻利逐水药，如袢利尿剂速尿、丁尿胺等"强利尿、猛利尿"，造成血压过低、电解质紊乱和肾功能障碍。

## 13　小剂量，常利尿

心力衰竭有三大症状群。胸闷、呼吸困难、头晕、疲乏、无力、少尿是心、脑、肾脏器供血不足所致；而胸闷、紫绀、呼吸困难、不能平卧、两肺啰音是肺部淤血和肺水肿所致；肝大、下肢水肿、腹水、颈静脉怒张是静脉系统淤血所致。后两者都是液体潴留造成的。

处理液体潴留则离不开"相辅之官"利尿剂的应用。但一提到利尿剂，立刻想到应用呋塞米（速尿）、双氢克尿塞后会造成低钾、低镁、低钠、低氯等电解质紊乱，易诱发洋地黄中毒，严重心律失常，低钾低氯碱中毒，严重稀释性低钠血症等。同时，还能升高血糖、升高血脂、升高尿酸。总之，利尿剂应用不当，问题十分严重，甚至容易导致病人死亡。

那么，利尿剂就应该慎用或不用了吗？并非如此，利尿剂应是心力衰竭存在液体潴留（下肢水肿，不能平卧）时的基础用药，是调节水液代谢的"圣药"。在高血压治疗中，小剂量利尿剂作为降压药使用，可以显著降低心血管病死亡率，并被学术界作为抗高血压治疗的标准药物。美国的大型临床试验—ALLHAT试验正是以利尿剂作为抗高血压治疗的标准参照药物，来评价其他药物的疗效的。

我们在心力衰竭治疗中利尿剂应用的经验是：心力衰竭伴液体潴留严重时，利尿剂则"放心用，保（水、电解质、酸碱）平衡，保钾镁，还干（体）重，螺内酯，常应用"；心力衰竭液体潴留较轻时，则"小剂量，保和平，保钾镁，保干（体）重，螺内酯，常应用"。这两种情况均把保持水、电解质、酸碱平衡和保持钾镁水平正常放在重要位置，并把"螺内酯，常应用"放在中心环节。

利尿剂治疗是抗高血压治疗的第一选择,有明确的降压疗效,并且小剂量应用不会升高血糖、升高血脂和尿酸,也不会造成低钾、低镁等。大型临床试验证实,小剂量、长期应用利尿剂还可降低冠心病发病率和死亡危险。根据高血压治疗经验,双氢克尿塞每天25毫克已算大剂量,可用12.5毫克或更少。我在心力衰竭治疗中经常用25～50毫克每天或隔天一次,并结合应用安体舒通20毫克每天一到三次,可以在每周监测一次血清电解质,或在更长时间内定期或不定期监测血清电解质的情况下长期应用。除有肾功能障碍者外,长期应用是安全、可靠、有效的。大多数病人通过长期监测电解质发现,这样长期稳定利尿剂治疗方案,血钾、血钠、血氯可长期稳定在正常范围内。

医生应用利尿剂时有一个错误认识:一见下肢不肿就赶快停用利尿剂。这样做就错了。应提倡使病人恢复干体重(净体重)。一个心力衰竭病人,若近几天需要垫高枕头,这是需用利尿剂的指征;近几天明显气短,不能平卧,肺部有啰音,这更是需用利尿剂的指征;上腹部感到胀满或肝区叩击痛,同样是需要应用利尿剂的指征。但这些指征都不如近期内体重增加更敏感,若在近期3～5天内体重增加1～2kg,是体内液体潴留的最灵敏指标。

应该教会病人观察自己的体重,当病人恢复到最佳的干体重状态时,测一个干体重。干体重就是患者能够平卧、下肢不肿、肝区无叩痛、颈静脉无怒张,并且血压、心率和病情稳定时测得的体重。随着体内水分潴留的增多,体重会增加。若病人近1～2天明显增加,则提示患者应该加强利尿。此时,患者尚不会有明显的症状和体征。但是,这时就提醒医生应该利尿。

小剂量,常利尿,适用于所有失代偿的心力衰竭患者。小剂量利尿剂时双氢克尿塞与小剂量螺内酯(安体舒通)结合，可长期放心大胆地应用于心力衰竭患者。这应该是"粗心人"办"明白事"。看起来似乎粗心大意，连电解质都不常监测。实际上，是经过1～2周监测后已胸有成竹。所有慢性心力衰竭患者均存在明显的水钠潴留和肾素-血管紧张素-醛固酮系统激活，血循环中有高浓度的血管紧张素Ⅱ和高浓度的醛固酮。应用小剂量ACE抑制剂开搏通、依那普利，就可部分抑制血管紧张素Ⅱ产生，并拮抗利尿剂造成的低钾、低镁、升高血糖等副作用；螺内酯就可拮抗双氢克尿塞造成的低钾、低镁，并对抗醛固酮的有害作用。

我反对突击式、"暴力革命式"利尿。有些医生白天没有好好处理病人，晚上一见病人水肿，呼吸困难，夜间不能平卧，立即突击利尿。速尿加西地兰静脉推注，可能当时产生明显利尿作用，求得病人一夜舒服，或许让病人"睡个好觉"，白天又不管病人了。夜间又周而复始地突击式应用速尿与西地兰。

实际上这样处理病人是"简单化"、"机会主义"，没有章法，胸无点墨。这样不需很久，病情一定恶化，会并发严重电解质紊乱，严重心律失常，造成极度衰竭，甚至病情剧变、死亡，局面不可收拾。

小剂量，常利尿，同时兼用ACE抑制剂（如开搏通、依那普利）和小剂量螺内酯，只需在病人正常排尿功能的基础上加个"助推力"，就不致使患者产生严重液体潴留和大量水钠潴留；同时也不会扰乱水、电解质和酸碱平衡；更不会造成高血糖、高血脂、高尿酸。隔天利尿，还可使患者有一天时间发挥正常利尿功能，使生理性利尿功能得以保存，不致产生完全依赖利尿剂的情况。

每天或隔天应用小剂量利尿剂，如同春风细雨，溪水常流一样，不像山洪暴发般迅猛，但可山河常在，细水长流，润发万物，生机盎然。

同时，ACE抑制剂可抑制血管紧张素Ⅱ的生成。螺内酯可有效拮抗醛固酮，防止心肌纤维化，并逆转心室重构。该药保钾、保镁，对防治心律失常确有疗效。根据RALES试验结果，螺内酯可使严重心力衰竭患者死亡率进一步降低30%，使心血管死亡率降低31%，使心力衰竭恶化住院降低36%，并使严重心力衰竭人纽约心功能分级显著改善。在服用小剂量螺内酯的病人中有10%出现男性乳房发育症，而在未服用安体舒通的安慰剂组中，仅有1%出现男性乳房发育症，在螺内酯应用中是一个值得注意的不良反应。有所得，必有所失。只要做好工作，许多患者可耐受乳房胀痛，稍加减量后也会消失。

在心力衰竭采用利尿剂治疗的病人中，最好使血清钾维持在4.0~5.0mmol/L之间。这样，病人就安放在一个稳定的平台上，不致因利尿剂应用扰乱电解质，诱发致命性心律失常。这犹如试剂中具有缓冲液，血液中具有缓冲碱，可使pH经常保持在正常范围内，维持其抗风险的能力。现举两

"小剂量，常利尿"是安全、有效、可靠的治疗措施，现举两个例子如下：

某男，83岁，6年前患陈旧性心肌梗死，严重心力衰竭伴有稀释性低钠血症，呼吸困难、端坐呼吸、不能平卧、胸水、腹水及全身严重水肿，当时给予706代血浆＋多巴酚丁胺＋速尿等抢救心力衰竭伴有稀释性低钠血症好转后，给予依那普利2.5毫克一天二次，双氢克尿塞12.5毫克一天一次，螺内酯20毫克一天一次，地高辛0.125毫克一天一次。后来患者仅服用依那普利、螺内酯及小剂量利尿剂。6年来患者竟然一直病情稳定，可以在马路上自由散步，无一次住院，70多岁的老伴戏言道："老头子返老还童了"。

某男，66岁，18年前曾因憋气、胸闷、气短，不能平

卧入院，患脑梗死和心肌梗死，意识模糊，轻度痴呆，心力衰竭伴有呼吸困难，持续不能平卧，当时给予卡托普利 12.5 毫克一天三次，双氢克尿塞 12.5 毫克一天一次，螺内酯 20 毫克一天一次，地高辛 0.125 毫克一天一次。后来给患者加入倍他乐克和降脂药。谁想这简单处方竟然用了 18 年，近 20 年过去了，患者竟然一直病情稳定，在家静养，无一次住院。得利于小剂量，常利尿？得利于卡托普利和螺内酯联用？得利于地高辛？得利于倍他乐克和降脂药？应该是全得利了。

由上述看来，可见润物细无声式的"小剂量，常利尿"，安全可靠，值得信赖。

## 14 具有灵性的药物——螺内酯

上篇讲到螺内酯的神奇疗效,我在这里还想讲个故事。

18年前,有一次我给某报社的著名记者治病。他刚从北京做二尖瓣修补术回来,心力衰竭严重,同时心前区还有一个响声如拉锯样的心脏杂音,是由二尖瓣关闭不全所致。在僻静的房间里,其响声能惊动四座。

当时,我给他开了一张处方,处方中同时包括两个药物——开搏通和螺内酯,用于治疗他的风湿性心脏病二尖瓣关闭不全所致的心力衰竭。他有明显呼吸困难,不能平卧,是由左侧心力衰竭所致。数日后病情迅速好转,已无呼吸困难,并能平卧。而且连他那平卧时响声惊动四座的心脏收缩期杂音也大为减轻。他一边表示感谢,一边半开玩笑地给我提出了一个难以回答的问题:第一,开搏通(上海施贵宝公司生产的卡托普利)这么多副作用就给我用,真有点不放心;第二,上面明明写着禁忌与螺内酯合用,您怎么将两药一起合用。

其实,那时我已经注意到厂家建议开搏通与螺内酯不能合用的说明书,但并未顾忌开搏通那些副作用,因为当时它是惟一的临床可以应用的 ACE 抑制剂,是当时最好、学术界倍加推崇的 ACE 抑制剂。那时,还在 RALES 试验公布结果的 12 年前,我已在小剂量开搏通和小剂量螺内酯合用中积累了一些经验,已经观察了许多病例,发现两者小剂量合用治疗严重心力衰竭时疗效神奇,安全可靠。

我解释说,第一,没有药物没有副作用,施贵宝公司列出这些副作用,正是提醒医生注意,是尊重科学,是对病人负责的表现。当时开搏通是中国市场上惟一的 ACE 抑制剂，已经证实它能降低心力衰竭病人死亡率，改善心室重构，并提高生活质量。

关于开搏通和螺内酯（安体舒通）合用，因当时尚无大型临床试验的证据，所以，我说服一个著名记者非常困难。直到1999年，RALES试验才公布，证实小剂量螺内酯（平均26毫克/天）和ACE抑制剂合用，可显著降低严重慢性心力衰竭病人的死亡率达30%，足见疗效神奇（见上篇）。那时，医学界并无循证医学的概念。因此，我只是向他介绍了我下面的临床用药经验。

我家乡有一位88岁的老翁，颜面及全身水肿，已肿胀得像刚蒸好的发面馒头。腹大如鼓，阴囊肿得像茄子大小，不能平卧，端坐呼吸，两肺布满湿啰音，心律不齐，心率80～110次/分。很显然，老翁是房颤并有严重心力衰竭，以左侧心力衰竭为主。我真是不敢轻易给老人开张放心处方治病。在无任何检验结果及监护措施保护的情况下，我建议家属将老人送往石家庄检查一下再治。家属因经济困难，同时又怕死在路上，执意不肯远送，让我放心开处方。我给老人开处方如下：开搏通12.5毫克一天三次，双氢克尿塞25毫克一天一次，安体舒通20毫克一天三次，地高辛0.125毫克一天一次，消心痛10毫克一天三次及补气养阴的中药。一张处方老翁吃了5年，全身水肿消退，能平卧，也不气短，还能下地到户外行走。家属将我夸为"神医"。

另一名为86岁的老妪，端坐呼吸，不能平卧已半月余。在某医院急诊科输液，越输病情越重，腹大如鼓，全身水肿。再加上老人有些老年痴呆表现，长期照顾老人真令家属倍感头痛，决定出院。出院前决定让我诊治一下，我给病人做了检查，心律绝对不齐，心率达80～100次/分，两肺布满干湿啰音。显然是房颤伴左侧心力衰竭。我给病人开出了与上述老翁类似的处方,并停止输液。奇迹出现了,老妪第三天就能平卧,呼吸困难解决了。以后持续服用这些药物三年余,疗效持续稳定。开始每周查电解质一次,以后每月一次,半年一次,电解质持续稳定在正常范围。令人遗憾的是,该老妪3年后患了脑出血,痴呆愈发严重,完全丧失了自知力,屎尿不知,家属失去了治疗信心,不再坚持用药治疗,不幸死亡。

另一例女性患者,76岁,患风湿性心脏病数十年,不能平卧,骨瘦如柴,肝大平脐、质硬,腹水,颈静脉怒张如手指粗细。在省内多家医院诊治,服用地高辛、开搏通、速尿片、速尿针注射液等治疗,并静点白蛋白2个单位,憋气、呼吸困难更为严重。因无法利尿,准备起用丁尿胺(丁尿胺1毫克=速尿40~60毫克)利尿,患者尿量很少,时刻诉腹胀,注射速尿40~80毫克,可有尿量100~200毫升。感到治疗的希望渺茫,于是要求出院。出院前我仔细检查了患者。患者肝大而硬,有腹水,即使利尿效果好时,肝脏也不回缩。患者血浆白蛋白低,而球蛋白稍高,于是鼓励患者加大螺内酯剂量至40~60毫克一天三次,并口服速尿片20毫克一天一次及双氢克尿塞50毫克一天一次。治疗数天后患者尿量增加。治疗20天后患者腹胀感消失,可正常利尿。患者出院已6年余,仍能操持家务。患者住在一楼,可下楼活动。家属和患者对治疗效果非常满意。

另有一位76岁的老翁,有陈旧心肌梗死及老年慢性支气管病史,下肢及低垂部位水肿像刚蒸好的发面馒头,腹大如鼓,阴囊肿得像茄子大小,水肿液从腹部、阴囊和下肢像露水珠一样向下流淌。不能平卧,端坐呼吸,两肺布满湿啰音。心律不齐，心率 80～110 次/分。同时患者有低钠、低氯、低钾、低蛋白血症。很显然，老翁患有严重心力衰竭伴有稀释性低钠血症，以左心衰竭为主，严重电解质紊乱，恶液质。首先，稀释性低钠血症为主要矛盾，采用 706 代血浆＋多巴酚丁胺＋补钾、补镁、补氯＋速尿静脉点滴数日，利出大量尿液（见"重症心力衰竭伴稀释性低钠血症怎么办"），并使钠、钾、氯、白蛋白升高，病情迅速好转。然后给予依那普利，大剂量螺内酯，速尿＋双氢克尿塞，地高辛口服，病人奇迹般地恢复了健康，全身蜕掉一层老皮，长出新皮。现出院已 6 年余，从未住院，只口服两种药，一天一片螺内酯，一片依那普利。现在已经 83 岁，体健，可以自由步行在大街上，步态矫健，头发也变黑了。

另有一名 46 岁男性，有陈旧心肌梗死及脑梗死病史，端坐呼吸，不能平卧已半月余。下半身轻度水肿，再加痴呆表现，两肺布满干湿啰音。显然为冠心病，左心力衰竭。我给的处方为，螺内酯、阿司匹林、依那普利、速尿＋双氢克尿塞、地高辛口服，病人恢复很好。现出院已 18 年余，居家静养，无大病，从未住院。只口服四种药，每天螺内酯、依那普利、阿司匹林和小剂量倍他乐克。

为什么螺内酯（安体舒通）这个不值钱的小药片治疗效果如此神奇？螺内酯作用并不简单。首先，在心力衰竭时，体内有肾素-血管紧张素-醛固酮系统激活，也就是这些物质在血循环中异常增高。醛固酮在血中水平越高，患者病死率越高。除大家所熟悉的那些不利作用，如保钠、排钾、升高血压外，还会使血管壁胶原组织增生，使血管变细；使心肌内胶原组织增生，使心肌纤维化。这样一来，即恶化心肌重构，促进心肌细胞死亡和凋亡，促进儿茶酚胺类的致心律失常作用。螺内酯是醛固酮受体拮抗剂，可拮抗醛固酮的不利作用。在肝硬化腹水的治疗中，大剂量螺内酯（400～600毫克/天）具有明显利尿作用，除少数患者出现低钠外，保钾、保镁作用明显，无明显扰乱血中电解质的作用。在RALES试验中，纽约心脏协会分级Ⅳ级心力衰竭患者，使用 ACE 抑制剂＋小剂量利尿剂＋小剂量螺内酯（平均每天26毫克），可使心力衰竭全病因死亡率降至30%，心血管病死率降低31%。可见小剂量螺内酯有强大保护心脏作用，这种强大的心脏保护用在与 ACE 抑制剂合用时更为明显。

在治疗肝硬化腹水时，螺内酯用量为每天 400～600 毫克。那么，在严重心力衰竭时，是否可用大剂量螺内酯呢？RALES 试验认为，大剂量螺内酯（＞50 毫克/天）明显增加高钾，肾功能不全，男性乳房发育症，阳痿及女性月经紊乱的发生率。但是，根据我们的经验，应用螺内酯（＞60 毫克/天）仍然是安全可靠的。在医生的密切监测下，每周查一次电解质，注意调低 ACE 抑制剂用量，调高螺内酯用量，并配合应用袢利尿剂，高钾血症和肾功能不全是可以避免的。但是，对改善病情及改善预后的作用明显。

应用 ACE 抑制剂、小剂量螺内酯与袢利尿剂合用，使血钾水平保持在 4.0～5.0mmol/L 之间，对于保持病情稳定，改善预后，保持洋地黄的疗效，防止洋地黄中毒十分重要。

"大海航行靠舵手"，用好用活小剂量螺内酯，可使血液电解质水平，尤其钾、镁水平保持稳定。它与 ACE 抑制剂、小剂量利尿剂和洋地黄合用，就像好舵手一样，"任凭风浪起，稳坐钓鱼船"。这样一来，可使心力衰竭患者保持稳定的"体内环境"，任凭身体内外风浪起，"风平浪静"度人生。

## 15 若明若暗的强心药物——洋地黄

洋地黄作为治疗心力衰竭的经典强心药物已经应用了200余年，经久不衰，俨然一"常胜将军"，真是这样吗？

直至近十年，通过大型临床试验——DIG试验，人们惊奇的发现，原来洋地黄并不是"常胜将军"，应用不当，还可发生严重毒性反应，甚至使心肌梗死和心脏猝死增多。总体看来，它并不延长病人生命，而是既不增加病死率，也不减低病死率，是个中性药物。但是，在某些重症心力衰竭病人，应用得当，它可改善生活质量和生命质量，并降低住院率。

原来，洋地黄是个"功过参半"的药物。总括为一句话，即洋地黄减少病人病情恶化，降低住院率，但并不减少死亡率。

因此，恰如其分地用好洋地黄十分重要。药物恰如画家手中的笔，农民手里的锄。画家用笔可创作旷世杰作。农民用锄头既可耕田种地，也可揭竿而起，推翻一个旧世界，创造一个新社会。因此，医生应用洋地黄就要用得好，用得巧，避害而兴利。

现在，治疗慢性心力衰竭的药物，已经经历了由洋地黄、利尿剂，向ACE抑制剂、β受体阻滞剂和醛固酮受体拮抗剂的转化。洋地黄的应用已退居辅助地位。

对于慢性心力衰竭，应首先强调应用ACE抑制剂和利尿剂作为基础药物。在此基础上合用洋地黄，往往使病人的心力衰竭症状和体征得到基本缓解和控制。而对于血压较低者或有快速心房颤动（房颤时心室率>100次/分）者，加入洋地黄可起到抑制快速心室率的作用，增加心室充盈，降低心肌耗氧和耗能，可起到很好的治疗作用。这时您可根据心室率快速的程度，应用小剂量到较大剂量的洋地黄，如西地兰 0.2~0.4~0.6 毫克加入静脉点滴液路的点滴壶内，可使心室率迅速回降至 100 次/分以内。心率回降后，也可每天应用小剂量地高辛（每天 0.125~0.25 毫克），控制快速心室反应，对于缓解心力衰竭、减慢心室率可起到"画龙点睛"之功效。

对于高血压伴心力衰竭者，这时不用洋地黄。只用硝普钠迅速降低血压至<140/90mmHg，ACE 抑制剂和 β 受体阻滞剂辅助降压，利尿剂辅助降压并排除液体潴留，吗啡迅速镇静，当速尿利出多余体液时，可迅速见效。吗啡用于急性左心力衰竭的治疗，真像农家做豆腐一样神奇，加了"石膏"或"盐卤"，"一锅豆浆变豆腐"。在病人血压狂升，严重呼吸窘迫，端坐呼吸，极度呼吸困难，紫绀，两肺满布干湿性啰音，"状如煮粥"的情况下，吗啡 3~5 毫克静脉推注，可使病人立刻化险为夷。

急性左心衰竭时，病人若为快速房颤（心率>100 次/分，尤其>150 次/分）时，缓慢静推 0.4~0.6 毫克西地兰，也会使快速房颤时的心室率立刻回降，或降至 100 次/分以下，此时也会使病情立刻峰回路转，化险为夷。

洋地黄制剂地高辛仍然是一个抑制神经-内分泌过度激活的药物。它抑制交感神经兴奋，降低心力衰竭患者体内儿茶酚胺水平，抑制肾素-血管紧张素-醛固酮系统激活，提高副交感神经和迷走神经张力，对心力衰竭患者起到保护作用。但有报告认为，该药增加心肌梗死发生率，在心肌梗死急性阶段不推荐应用，除非病人有快速房颤。有快速房颤时该药可用来控制快速心室率，使心率降至 100 次/分以下，可迅速稳定病情。

请注意，地高辛 80% 经肾脏代谢，仅少量经肝脏代谢为二氢地高辛，故肝脏功能不良时可正常用药。而肾脏功能不良时容易中毒，必须根据肾功能障碍情况，减低剂量或停用地高辛。

快速房颤时将心率降至 100 次/分以下，西地兰可用至每天 0.4 毫克、0.6 毫克、0.8 毫克，甚至更大剂量，以心率达标为目的（心率降至 100 次/分以下），不需检测洋地黄浓度，不需考虑洋地黄中毒。伴有急性或慢性肾功能衰竭时，洋地黄禁用或根据肾功能损害情况慎用。

注意，洋地黄为快速心房颤动伴心力衰竭病人稳定心率的药物，通过减慢心室率，洋地黄发挥神奇疗效。慢性心力衰竭伴快速房颤时，心室率较快，小剂量应用洋地黄（地高辛 0.125～0.25 毫克/天），并辅之应用 β 受体阻滞剂或钙拮抗剂（如地尔硫䓬）为聪明之举。

现举两例可以彰显洋地黄的作用。

某男，60 岁，以胸闷、憋气、呼吸困难、不能平卧入院，患冠心病、陈旧性前壁心肌梗死已 5 年余，房颤律，心室率达 110～130 次/分，左室扩大，反复发生心力衰竭，左心室舒张期末内径（LVEDD）68mm，左心室收缩期末内径（LVESD）58mm，左心室射血分数（LVEF）25%。在 ACE 抑制剂、利尿剂（双氢克尿塞每天 25 毫克口服）、洋地黄（地高辛每天 0.125 毫克）基础上，加用小剂量倍他乐克，以逐渐滴定剂量方式（像化学试验中以酸滴定碱或用碱滴定酸使酚肽变色一样）增量，最后用至口服大剂量倍他乐克达每天 150 毫克，患者可平卧，逐渐增加剂量至每天 175 毫克，患者心率仍为 75 次/分，患者仍能平卧，劳动能力改善，LVEDD 缩至 66mm、LVEF 升至 28%，患者再无心力衰竭发作。因患者应用倍他乐克已达 2 个月以上，病情稳定，嘱其停用地高辛每天 0.125 毫克，并将倍他乐克增至每天 200 毫克，患者当晚即不能平卧，并发生急性左心衰竭一次。嘱其继续加用地高辛 0.125 毫克每天一次，患者则再无心力衰竭发生，左室射血分数持续改善，心室内径缩小。

由此看来，在慢性心力衰竭的治疗阶段，心脏尚未恢复正常心腔和正常射血分数之前，骤然停用洋地黄是不合适的。可见在慢性心力衰竭的治疗中，洋地黄仍然发挥重要作用。这就是DIG试验的结论，洋地黄改善生活质量和生命质量，减少因心力衰竭加重住院。

另一例为92岁男性，主因胸闷、憋气11年，心率缓慢，夜间不能平卧，两肺满布干湿啰音住院。住院后查体，血压128/64mmHg，心率仅20～30次/分，患者原为房颤，现为心房静止，室性逸搏心律。住院后给予静点异丙基肾上腺素，使心率维持在40～50次/分，并口服双氢克尿塞25毫克一天一次、安体舒通20毫克一天三次，患者渐能平卧，不气短。然后，给患者安装VVI起搏器，心室起搏，起搏心率为60次/分，遂加用地高辛，患者能平卧。以后因病情稳定，遂停用地高辛。停用地高辛后则不能平卧，两肺很快满布干湿啰音。患者年龄虽大，但尿素氮和肌酐水平仍属正常。于是，继续给患者服用地高辛0.125毫克一天一次，仍继续用双氢克尿塞12.5毫克一天一次，安体舒通20毫克一天一次。已经随访数月余，患者病情稳定，无心力衰竭征象。停用地高辛后则病情加重，不能平卧，加用地高辛后病情稳定，证明地高辛对稳定高龄患者心力衰竭病情确属有效。

由上述两例看来，洋地黄的治疗作用仍然十分显著。即使对于老年心力衰竭病人，洋地黄的作用仍不可替代。只要肾功能良好，即使高龄老人，只要有需要，也必须考虑应用洋地黄。

## 16　如何使用经典强心药物洋地黄

古语云："不识庐山真面目，只缘人在此山中"。洋地黄应用已有 200 多个春秋，居然仍在云雾中。

应用方法几经变化。直到近 10 年，学术界对洋地黄的应用方识庐山真面目。

它是通过抑制 $Na^+$-$K^+$-ATP 酶发挥抗心力衰竭的作用。其机制如下，它抑制心肌细胞膜上 $Na^+$-$K^+$-ATP 酶，提高心肌细胞内钙离子浓度，增强心肌收缩力。它抑制迷走神经传入纤维的 $Na^+$-$K^+$-ATP 酶，兴奋迷走神经。并使心脏压力感受器致敏，从而减少中枢神经系统中交感神经的放电。在这点上，它应该是神经内分泌拮抗剂，它抑制肾脏远曲小管 $Na^+$-$K^+$-ATP 酶，减少远曲肾小管对钠的吸收。

有几个安慰剂对照的临床试验已经证明，洋地黄治疗 1～3 个月，可以改善症状，改善生活质量和运动耐量。这些有益作用无论患者心力衰竭是缺血性还是非缺血性，是窦性心律还是房颤，其疗效均不受影响。

洋地黄应用时可以与利尿剂、ACE 抑制剂、β 受体阻滞剂、醛固酮受体拮抗剂一起合用。也可以作为严重心力衰竭患者 β 受体阻滞剂用药前和用药过程中的基础用药，首先稳定病情。在洋地黄、ACE 抑制剂和利尿剂应用的基础上，首先使病人消除水肿和液体潴留，使病人能够平卧，获取干体重。然后，再开始小剂量逐渐增量的 β 受体阻滞剂治疗。但是，在无症状而仅有左室增大和收缩功能受损的患者，洋地黄不能阻止左心室重构和收缩功能损害进一步加重，不能阻止向更严重心力衰竭的进展。而 ACE 抑制剂和 β 受体阻滞剂却可以在美国心脏学会（ACC）和美国心脏协会

（AHA）定义的心功能正常的 A 和 B 阶段防止心功能恶化和心力衰竭进展，并降低死亡率。即使对于控制心房颤动时快速心室率，β受体阻滞剂也应该比洋地黄更有效。洋地黄仅能控制安静时的快速心室率，而β受体阻制剂既能控制安静时的快速心室率，又可控制运动时的心室律。两者结合应用疗效更佳。

在洋地黄中，目前最常使用的是地高辛和西地兰。地高辛通常每天用量为 0.125～0.25 毫克。大于 70 岁的老年人或肾功能受损患者可以每天或隔天仅用 0.125 毫克。高剂量（每天超过 0.375～0.50 毫克），可能既无临床需要，也易造成中毒。现在没有证据表明，高剂量比低剂量洋地黄对改善心力衰竭更有效。高剂量洋地黄仅用于心力衰竭伴有快速房颤，心室率大于 150 次/分时。为了快速控制心室率，这时可以突击给予西地兰 0.4～0.6 毫克的高剂量。但是，同时并用β受体阻制剂或钙离子拮抗剂合心爽，比单用高剂量洋地黄对控制快速心室率更有效。

现在，没有任何依据对心力衰竭患者推荐地高辛每日超过 0.50 毫克的负荷剂量。同时，采用放射免疫法测定地高辛浓度对指导临床治疗并无实际临床意义。如果血清地高辛浓度高，可能对提示地高辛中毒有价值。但是，临床上，洋地黄中毒的临床表现比实测地高辛浓度更说明问题，更富有诊断价值。

过去，经常发生洋地黄中毒或毒性反应。实际上，是采用高剂量洋地黄所致。小剂量地高辛治疗心力衰竭，洋地黄中毒十分少见。这些洋地黄中毒或毒性反应，包括多形易变的室性心律失常，如频发室性早搏呈二联律、多形或双向室性心动过速、房颤或房速伴二度或三度房室传导阻滞；胃肠道反应，如厌食、恶心、呕吐；神经系统表现，如视觉障碍、定向力消失、意识障碍等。

避免洋地黄中毒的措施，还包括避免或减少与洋地黄有相互作用、升高其浓度的药物合用，如奎尼丁、普罗帕酮、异搏定、胺碘酮等。即使与这些药物合用时，也要注意双方减少剂量。另外，注意保持血钾在4.0～5.0mmol/L之间，可减少心律失常和洋地黄中毒的可能性。因此，采用ACE抑制剂和螺内酯合用，可以有效地维持钾镁水平，防止洋地黄中毒。

现举洋地黄中毒的例子如下：

某女，69岁，患风湿性心脏病联合瓣膜病，应用开搏通12.5毫克一天三次，地高辛0.25毫克一天一次，双氢克尿塞12.5毫克一天一次，已经数年，长期病情控制良好。一天突然腹泻10余次后，突发黄疸、恶心、意识障碍，心率上升达110次/分，心电图为房速伴2∶1房室传导阻滞。此心电图及症状提示洋地黄中毒伴低血钾，当时实测血钾仅2.2mmol/L。显然是腹泻所致，治疗腹泻并纠正低血钾后房速伴2∶1房室传导阻滞消失，恢复窦性心律，病情立刻好转。

该例用药并无错误，只因腹泻诱发低钾，进而诱发房速伴2∶1房室传导阻滞，为洋地黄中毒伴低钾的特征性心电图表现。所以，发生洋地黄中毒后应综合分析病情，分析药物间的相互作用，有的放矢，即可解决问题。

千秋功过，谁人曾予评说？

洋地黄应用200多年来，始终处在云雾中。今天，大型临床试验——DIG试验终于揭开迷雾，原来洋地黄并不延长病人生命。而是既不增加病死率，也不减低病死率，是个中性药物。应用不当，还可发生严重毒性反应，甚至使心肌梗死和心脏猝死增多。但是，在某些重症心力衰竭病人，应用得当，它可改善生活质量和生命质量，并降低住院率。这就是今天真正面目的洋地黄。

另外，瘦小的老人，有长期糖尿病、高血压的老人，即使使用洋地黄，必须减少剂量，如应用地高辛每天或隔天 0.125 毫克。因为这些病人往往存在肾功能障碍，慢性心力衰竭病人存在肾功能障碍时，应该使用 ACE 抑制剂或血管紧张素受体拮抗剂保护心脏功能和肾功能。

## 17 心力衰竭防治的基础药物——ACE抑制剂的心脏保护作用

在人体内，存在交感-肾上腺素能神经系统，属于体内的应急加速神经系统。在遇到紧急应激情况时，如休克、感染、急性心肌损伤、急性心力衰竭时，交感神经起着加快心率、增强心肌收缩力、升高血压的作用。同样，也存在另一个与之相匹配的内分泌、自分泌、旁分泌系统，即肾素-血管紧张素-醛固酮系统（RAS系统），它的作用也是在身体受到突如其来的应激损伤时，起到增强心肌收缩力、收缩血管、升高血压的作用。这是机体的一种保护机制。

另外，交感-肾上腺素能神经系统和肾素-血管紧张素-醛固酮系统的过度激活，会产生大量儿茶酚胺、内皮素Ⅰ、血管紧张素Ⅱ、醛固酮，它们单独作用或相互作用，促进体内有害产物的形成，并促进组织和脏器细胞氧化损伤、坏死或凋亡。这是上述系统好的作用向坏的作用转化。

因此，慢性心力衰竭时，采用β受体阻滞剂抑制交感-肾上腺素能神经系统和肾素-血管紧张素-醛固酮系统，采用ACE抑制剂抑制肾素-血管紧张素-醛固酮系统，这就是变不利为有利，化魔鬼为神奇。

肾素-血管紧张素-醛固酮系统其实存在于全身各个组织和器官。肾素最早是在肾小球出入球小动脉旁的致密斑细胞中发现的，在肾缺血时产生。在它的作用下，使肝脏产生的$\alpha_2$-球蛋白（血管紧张素原）转化为血管紧张素Ⅰ，在血管紧张素转换酶（ACE）的作用下，转化为血管紧张素Ⅱ；ACE并可促进体内另一有利激素——缓激肽的降解。同时血管紧张素Ⅰ，也可转化为血管紧张素（1，7）。它与缓激肽一起发挥对抗有害物质血管紧张素Ⅱ的作用。血管紧张素Ⅱ也可促进另一有害物质——醛固酮的生成。

血管紧张素转换酶（ACE）是肾素-血管紧张素-醛固酮系统（RAS系统）中重要组成成分，它仅有10%存在血循环中，而90%存在于组织中。血循环中的ACE仅对机体的暂时变化发挥应激反应，起到调节血管舒缩功能，调节醛固酮和水盐代谢作用，并发挥升高血压、提高心率、增强心肌收缩力的正性肌力作用和正性变时（提高心率）作用。而组织中的ACE则对机体的长期适应性反应、代谢、修复过程发挥重要和长期的作用。通过组织中的RAS系统的自分泌、旁分泌作用，使组织中血管紧张素Ⅰ的次级产物血管紧张素Ⅱ生成增多，它促进间质的细胞外基质增生，促进心肌纤维化，促进心肌肥厚，促进血管壁增厚，促进肾脏出球小动脉的收缩，提高肾小球滤过率，损害肾功能。同时促进心肌细胞肥大、坏死、凋亡。促进血小板聚集和血栓形成，损害内皮功能。那么对抗ACE的这些有害作用对于心力衰竭的防治不是更好吗？

同时，ACE又是缓激肽的降解酶，缓激肽在体内发挥重要的生理作用，可以对抗细胞外基质增生，对抗心肌纤维化，对抗血小板聚集和血栓形成，保护内皮细胞的功能，从而起到抗平滑肌细胞增生和迁移作用。另外血管紧张素Ⅰ还可转换为血管紧张素（1，7）。在抑制ACE后，血管紧张素（1，7）的降解减少，而生成增多。

那么抑制ACE对于保护机体、保护脏器，尤其是保护心血管系统，真是太好了。的确，抑制ACE后好处很多，它使有害物质血管紧张素Ⅱ减少，使有益物质缓激肽和血管紧张素（1，7）增多，并使扩张血管的物质一氧化氮增多。这样一来，可起到抑制平滑肌细胞生长、迁移、收缩的作用；可起到抑制血小板聚集的作用；可起到抑制纤溶酶原激活物抑制物（PAI-1）的作用，同时升高组织型纤溶酶原激活物水平，起到抗血栓形成的作用和起到抗炎症作用。所有这些有利作用汇合到一点，即对心血管高危病人提供保护作用。

一系列大型临床试验已经很好地回答了上述问题。

首先HOPE试验入选了具有心血管病高危因素：冠心病、中风、周围血管病、高血压、糖尿病、总胆固醇增高、HDL降低、微量白蛋白尿，而左室功能良好的患者，应用高选择性ACE抑制剂雷米普利。经过4~5年干预治疗，使心血管病死亡下降25%；非致死性心肌梗死下降20%；中风发生率下降31%；冠状动脉再血管化治疗（PTCA或CABG）下降16%；而新发糖尿病下降32%。遗憾的是，满有希望崭露头角的抗氧化剂维生素E，竟然对心血管病防治无效。

另一项大型临床试验EUROPA试验，入选了低危的冠心病病人，包括确诊而稳定的冠心病人，不准备血运重建术，无心力衰竭，心肌梗死后已三个月以上的病人12218例，这些病人血管造影有冠心病证据或有心绞痛运动试验阳性。随机采用培垛普利10毫克或安慰剂干预，经过5年干预治疗，使心血管死亡、心肌梗死或心跳骤停的一级终点降低20%（$P=0.0003$）；使致死性或非致死性心肌梗死下降24%；使心力衰竭发生率下降39%；EUROPA试验是在抗血小板药、他汀类降脂药及β受体组织剂等理想治疗的基础上取得的，因此更彰显了ACE抑制剂对稳定冠心病人的保护作用。

SOLVD试验入选了缺血和非缺血性心肌病，伴有轻和中度心力衰竭的患者（纽约心脏病学会分级Ⅱ级Ⅲ级）2569例，随机采用依那普利和安慰剂干预治疗，平均随访41个月，证实依那普利降低全病因死亡率16%（主要终点，$P=0.0036$）；降低心力衰竭住院或死亡危险26%（$P<0.0001$）。

V-HeFTⅡ试验入选轻、中度缺血或非缺血心力衰竭患者 804 例，随机对比依那普利（最大 20 毫克/天）和肼屈嗪（300 毫克/天）加硝酸异山梨醇酯（160 毫克/天）对慢性收缩性心力衰竭患者的疗效，平均随访 2.5 年。结果证实，与后一有效方案相比，依那普利明显使死亡危险降低 28%（$P=0.016$）。这后一方案已在 V-HeFT-I 试验中证实有效，因此上述研究是有效药物对有效药物的头对头试验。

迄今应用 ACE 抑制剂干预治疗的 39 个临床试验共入选 8308 例慢性收缩性心力衰竭患者，LVEF<45%，共 1361 例死亡，在利尿剂和洋地黄（或不用）基础上，加用 ACE 抑制剂，结果均能改善临床症状，并使死亡危险降低 24%（95% 的可信限为 13%～33%）。亚组分析表明，ACE 抑制剂能改善心室重构，防止心脏扩大的进展。这样，在慢性收缩性心力衰竭的治疗中就奠定了 ACE 抑制剂作为慢性收缩性心力衰竭防治的基础药物和首选药物的坚实基础。

临床应用：根据 HOPE 试验、EUROPA 试验以及其他大型临床试验的结果，所有具有慢性收缩性心力衰竭表现；无心力衰竭表现、但有左心室收缩功能障碍；或全无上述情况，但有心血管病高危因素，如高血压、糖尿病、高脂血症、肾功能障碍（Cr<3mg/dL）及微量白蛋白尿；冠心病及冠心病等危症（包括临床脑、颈、肾及周围血管动脉粥样硬化性疾病）等，均应作为 ACE 抑制剂适应证。为了达到防治目的，医患应该坚信：

1. ACE 抑制剂治疗慢性心力衰竭有良效。

2. ACE 抑制剂对预防无心力衰竭表现，但有左心室收缩功能障碍患者的病情进展有效。

3. ACE 抑制剂对预防冠心病及冠心病等危症，包括高血压、糖尿病、高脂血症、肾功能障碍（Cr<3mg/dL）及微量白蛋白尿、临床及亚临床的脑、肾及周围血管动脉粥样硬化疾病的进展有效。

因此，ACE抑制剂对预防无心力衰竭表现，但有左心室收缩功能障碍患者的病情进展，预防冠心病及冠心病等危症患者的病情进展有效，所有具有ACE抑制剂适应证患者均应用药防治。

ACE抑制剂的禁忌证为：对ACE抑制剂有致命性不良反应，如血管神经性水肿、无尿性肾衰、妊娠。

以下情况应该慎用：如双侧肾动脉狭窄，血Cr＞3mg/dL，高血钾＞5.5mmol/L，低血压时收缩压＜90mmHg，血压稳定后可以应用。

应用方法：一般应用ACE抑制剂应从小剂量开始（表2），逐渐增量，3～7天增量一次。根据我们的经验，可始终应用小剂量。也可从小剂量开始，最后达到目标剂量。但是，应注意，若血压稳定且较高，ACE抑制剂可从较大剂量开始，以血压稳定至正常水平为准；若血压稳定在正常水平或较低，ACE抑制剂则应从小剂量开始，逐渐增量。应用ACE抑制剂时，一定核准患者的血压是否稳定，血容量是否充足，是否存在液体潴留。若血容量不足或同时并用利尿剂时，则易发生低血压；若存在肾功能损害时，有可能进一步加重肾功能损害；若存在液体潴留，则易减低ACE抑制剂的疗效，这时应同时并用利尿剂处理液体潴留。ACE抑制剂增量的速度、用法，应用ACE抑制剂种类应该个体化。应用ACE抑制剂时，应根据是否存在心功能不全、高血压、糖尿病、肝肾功能损害、低钠血症，是否并用保钾利尿剂等，个体化地应用ACE抑制剂。存在肝功能损害，则宜选用经肾脏代谢的药物。反之，存在肾功能损害，则宜选用经肝脏代谢的药物。

一般，ACE抑制剂应用大剂量较之小剂量疗效应该更显著。但是，根据我们的经验，小剂量ACE抑制剂结合大剂量螺内酯应用安全、可靠，疗效更显著。这样一来，可避免大剂量 ACE 抑制剂结合较大剂量螺内酯的高钾效应。

根据 RALES 试验结果，螺内酯应该比 ACE 抑制剂具有更大心脏保护作用。所以，我们的经验是，采用小剂量 ACE 抑制剂结合大剂量螺内酯治疗心力衰竭，已经使大多数大心脏心力衰竭患者心脏缩小，心功能改善。

ACE 抑制剂一般表现为类效应。但是，组织结合力高的 ACE 抑制剂心脏保护作用可能更明显。ACE 抑制剂最常见的副作用是咳嗽，这种副作用是与缓激肽过量蓄积有关，但缓激肽水平增高与 ACE 抑制剂对心脏保护作用有关；与对心力衰竭患者的保护作用有关；即 ACE 抑制剂抑制缓激肽的降解，使缓激肽和前列腺素水平升高，可对心脏提供明显保护作用。若不能应用 ACE 抑制剂，则可用血管紧张素受体拮抗剂替代，但后一药物不具备增加缓激肽水平的作用。

ACE 抑制剂的应用方法见表 2。

表2 常用 ACE 抑制剂的参考用法

| 药物 | 起始用量 | | 目标剂量 | | 代谢途径 |
| --- | --- | --- | --- | --- | --- |
| 卡托普利 | 6.25毫克 | 3次/天 | 25~50毫克 | 3次/天 | 肝肾（肾功能损害时会有药物滞留） |
| 依那普利 | 2.5毫克 | 1~2次/天 | 10毫克 | 2次/天 | 肝肾（肾功能不全时药物滞留） |
| 培哚普利 | 2毫克 | 1次/天 | 4毫克 | 1次/天 | 肝肾（肾功能损害时减量） |
| 苯那普利 | 2.5毫克 | 1次/天 | 5~10毫克 | 2次/天 | 肝肾双通路（肾功能不全时可应用） |

(续表)

| 药物 | 起始用量 | | 目标剂量 | | 代谢途径 |
| --- | --- | --- | --- | --- | --- |
| 福辛普利 | 10毫克 | 1次/天 | 20~40毫克 | 1次/天 | 肝肾双途径排泄 |
| 赖若普利 | 2.5毫克 | 1次/天 | 5~20毫克 | 1次/天 | 肾脏排泄 |
| 喹那普利 | 10毫克 | 1次/天 | 40毫克 | 1次/天 | 肝肾双途径排泄 |
| 咪达普利 | 5毫克 | 1次/天 | 10毫克 | 1次/天 | 肝脏代谢 |

## 18  ACE 抑制剂用药中的暗礁——低血压和肾功能障碍

大海航行靠舵手，是因为他熟悉海图，可以引导航程，避免"触礁"和"搁浅"；临床用药要靠良医，是因为他熟悉药物的性质和临床指南，可以指导疾病治疗，最大程度地发挥有利作用，避免不良反应，使病人获益。

心力衰竭病人在用 ACE 抑制剂过程中，最常见的不良反应为咳嗽，而常见却容易忽视的"暗礁"是低血压和氮质血症。几乎所有病人应用 ACE 抑制剂过程中，尤其增量的最初几天，都会出现血压下降，这些病人几乎均无症状；而血压降低只在出现体位性低血压、视力模糊、肾功能恶化、晕厥、少尿或无尿时，医生和病人才知道遇到了"暗礁"，船要"搁浅"。

为警惕这种情况发生，聪明的"舵手"在治疗重度心力衰竭时，开始时仅采用低剂量 ACE 抑制剂，小心加量；或者开始用药时避免与利尿剂合用，尤其避免与袢利尿剂速尿合用；在心力衰竭伴有低血压、低血容量、低钠血症，以及刚用过大剂量袢利尿剂速尿时，应禁忌两者合用。这时犹如大海退潮，水浅礁高，"搁浅"和"触礁"的可能性更大。

如果在用首剂 ACE 抑制剂时即发生有症状的低血压，伴大汗、少尿。这时如果没有明显液体潴留的体征，则应不用利尿剂或减少利尿剂剂量，开放盐的摄入，必要时补充血容量扩充剂 706 代血浆。许多病人经过这样处理后，再次应用 ACE 抑制剂时，依然能够耐受初始小剂量的 ACE 抑制剂，长期使用 ACE 抑制剂时，首先从小剂量开始，逐渐增量。

若病人使用首剂 ACE 抑制剂时，出现明显的、有症状的低血压，并伴有液体潴留的征象和氮质血症时，这是重症心力衰竭时应用ACE抑制剂后心力衰竭和肾功能不良加重的征象，可采用静点羟乙基淀粉代血浆＋多巴胺或多巴酚丁胺＋呋塞米静点，每分钟不超过15滴，若同时有低钾血症时，则在液体内加入氯化钾静脉点滴（见"重症心力衰竭伴稀释性低钠血症怎么办"）。这样，既可以升高血压，提升血容量，改善心功能；补钠、补钾纠正电解质紊乱；也可以通过利尿利钠，排泄氮质废物，使肾功能好转。

在严重的心力衰竭病人，低血容量或原本肾功能已受损的病人，肾小球滤过率依赖血管紧张素Ⅱ介导的肾小球出球小动脉收缩。只有出球小动脉收缩，才会使肾小球保持足够滤过压。这时，如果采用ACE抑制剂治疗，使血管紧张素Ⅱ骤减，则使处于临界状态的肾小球滤过压骤然下降。这时，则使肾小球滤过的原尿骤降或无尿，发生无尿性肾功能障碍。这可能是ACE抑制剂并用呋塞米时发生无尿的原因。在高度依赖肾素-血管紧张素系统支持肾功能的病人，极易发生肾功能损害、无尿和氮质血症。举例如下：

某男，40岁，患扩张型心肌病，因劳累后心慌、气短、尿量减少，全身憋胀难忍入院。入院后查血压120/80mmHg，心率78/分，不能平卧，两肺少许干湿啰音，肝区轻度叩击痛，巩膜轻度黄染。起初尿量每天300～400毫升，于是给予开搏通12.5～25毫克一天三次，安体舒通20毫克一天三次，呋塞米40～80毫克静注一天两次，起初尿量达每日400～500毫升，一周后逐渐减少至每天200～300毫升，最后全然无尿。什么原因？有作者报道开搏通合用呋塞米可致无尿。原因已如上述。解决方法见"心力衰竭病人少尿无尿怎么办"。

在应用ACE抑制剂的严重心力衰竭病人中，有15％～30％血清肌酐可能会升高。但是，仅有5％～15％会有症状。继续用药则症状会消失，血清肌酐保持不变或下降。这些病人通常需要暂时减少合用的利尿剂剂量。如果合用非甾体抗炎药，则停用非甾体抗炎药，无需停用ACE抑制剂。

在采用ACE抑制剂过程中，由于低血压和肾功能损害，极易出现高血钾，有时可能严重到出现窦性停搏、窦-室传导、心脏骤停的地步，值得注意和警惕。

在有肾功能损害的情况下，一定注意定期（每周两次或每三天一次）测定血清电解质，注意保持血清钾在$4.0 \sim 5.0$ mmol/L，切忌大剂量ACE抑制剂与血管紧张素受体拮抗剂，以及螺内酯、氨苯喋啶、氨氯吡咪等保钾利尿剂合用，这时候并应慎用含钾镁制剂的药物。尤其在高血压、糖尿病伴有心力衰竭时，一定要密切监测电解质水平，并警惕肾功能损害的发生。

## 19 重症心力衰竭伴稀释性低钠血症怎么办

重症心力衰竭并发稀释性低钠血症,是严重心力衰竭"乱局"中的"乱局",处理不当犹如"抱薪救火";处理得当就可力挽狂澜。

严重心力衰竭时往往大量利尿、利钠,大量应用螺内酯,而又未进正常含盐饮食或者患者长期不能进食。这时,往往发生重症心力衰竭并发稀释性低钠血症。学术界认为,它是心力衰竭的极严重阶段,死亡率极高。

往往心力衰竭越严重,医生利尿越"疯狂",病人经反复多次利尿后,心力衰竭病情不但未好转,反而每况愈下,往往伴有神志淡漠、呕吐、恶心、不能进食水、不能平卧、严重呼吸困难、紫绀、极度衰竭、血压偏低,甚至濒临休克状态,收缩压仅70~80mmHg左右。这时,患者往往伴有严重低钠、低氯、低钾、低镁、低蛋白血症。甚至血清肌酐、尿素氮升高,多并发严重心律失常。这时,往往有重度肾素-血管紧张素-醛固酮系统(RAS)激活,并伴有严重低蛋白血症,水肿严重而营养极差,这时即属恶液质。当严重低钠血症伴低蛋白血症时,病人会出现神志淡漠,昏睡甚至昏迷。这时真是危象丛生,状如累卵,像大厦正要倾塌,病人可能会束手待毙。

我们见到许多例严重心力衰竭伴有稀释性低钠血症的病人,出现昏迷、昏睡、意识丧失、谵妄、狂躁、定向力消失,这时血钠往往低于110mmol/L,我见到最低者低于86mmol/L,血氯仅66 mmol/L,低钾仅2.4mmol/L。推测这种谵妄、狂躁除与低钠血症时"水中毒"性脑病有关外,还可能与低钾、低氯碱中毒有关。

严重低钠低钾低氯时,必定出现碱中毒和血压降低。严重低钾低镁时又会出现严重心律失常。严重肺淤血和水肿时,心力衰竭不能平卧。肺淤血和水肿又严重影响肺部气体交换,造成缺氧酸中毒,心肌收缩无力。同时体内神经-内分泌激活。这些都使病人陷入心力衰竭的恶化机制。内皮素、血管紧张素Ⅱ、儿茶酚胺浓度极度升高,病人处于极度衰竭状态。怎么急救?这时往往洋地黄、利尿剂已无能为力,氨力农、米力农只会病马加鞭,促进早死,怎么办?

对此类病人,学术界主张应用ACE抑制剂卡托普利、依那普利、高渗盐水、甘露醇脱水等。我们采用羟乙基淀粉代血浆(706代血浆)250毫升+多巴胺或多巴酚丁胺40毫克+门冬酸钾镁20毫升+呋塞米20~40毫克,缓慢静点15滴/分,取得了极其显著的功效。此类病人难治的原因为,患者除有严重心力衰竭不能补钠(盐水)外,又处于严重低血压状态,肾血流量明显降低,甚至由于动脉压很低,肾小球内根本不存在滤过压。因为动脉压低至70~80mmHg,而静脉压甚高,肾小球出入球小动脉无压力阶差何来滤过压?何来滤过液?

这些病人由于存在低蛋白血症,羟乙基淀粉代血浆可替代白蛋白在血循环中短时间存在,产生胶体渗透压。它能将组织液吸进血循环中,提高动脉压,短时间使水肿消退。同时,706代血浆的小分子和中分子淀粉可经肾小球滤出,并不被肾小管吸收,起到溶质性利尿作用。多巴胺(或多巴酚丁胺)则辅助升高动脉血压,增强心肌收缩力,而应用该药主要是增加肾血流量。所以两者合用相得益彰,强利尿剂速尿作用于亨勒袢升支发挥利尿作用,故此方案使肾脏明显增强利尿作用,增强心肌收缩力,升高血压,并迅速大量利尿,使患者立即恢复活力。同时本方案兼顾补钾、补镁,不会造成低钾、低镁。

本方案实际就是补充生理盐水,因706代血浆中实际含有的就是生理盐水。因为高分子淀粉起到溶质性利尿作用,而大量利尿后排水大大多于排钠。因此,水肿液扩张形成的稀释性低钠血症,由于大量缩减血容量和体液量缩水,而使血钠迅速提升至正常范围。

重症稀释性低钠血症的治疗方法有应用3%~5%的高张盐水提高血钠血氯。应用25%的甘露醇100~250毫升静滴以利尿。应用ACE抑制剂对抗肾素-血管紧张素-醛固酮系统激活。但这些方法均不十分有效,不像本方法升高血钠血氯迅速,而利尿作用强大。现举例如下:

某男,68岁,心慌、气短20年,左侧肢体瘫痪、麻木3天,以风心病二尖瓣狭窄伴关闭不全、心房颤动、脑栓塞住神经内科。经治疗左侧肌力渐恢复,但心慌、气短、胸闷、不能平卧加重。肝大,颈静脉怒张,全身重度水肿,并出现谵妄、昏睡,持续给予地高辛、开搏通、双氢克尿塞、氨苯喋啶并补钾,血钾3.5mmol/L,而血钠持续低于100mmol/L,血氯60~80mmol/L。全身浮肿持续加重。于是停用氨苯喋啶,坚持补钾,并用羟乙基淀粉代血浆500毫升加入氯化钾1.5g,多巴酚丁胺80毫克,静脉点滴15滴/分,在液体输入50~100毫升时,在点滴壶内加入呋塞米40毫克,患者尿量第一天即达1500毫升以上,连用三天,水肿消退,肝脏缩至正常大小,颈静脉怒张消失。复查血清电解质,血钠达132mmol/L,血氯达98mmol/L,血钾4.5mol/L。患者已能平卧,谵妄、昏睡消失。以后持续给予开搏通12.5毫克,一天三次;地高辛0.125毫克,一天一次;安体舒通20毫克,一天三次;双氢克尿塞50毫克一天一次;并持续口服肠溶阿司匹林75毫克一天一次。病情稳定,水肿消失,并继续采用改善中风的治疗措施。

患者，女，56岁，主因劳累后心慌、气短9年，加重5天，以风心病、二尖瓣狭窄伴关闭不全、主动脉瓣关闭不全、房颤、心力衰竭Ⅳ级住院，入院后持续给予地高辛控制心室率至100次/分以下，并用开搏通、双氢克尿塞、安体舒通治疗。患者不能平卧、颈静脉怒张、肝大平脐、轻度黄疸、下肢浮肿，曾加用多巴酚丁胺、硝酸甘油和酚妥拉明静脉点滴，速尿入点滴壶治疗等，患者血钠持续低于115mmol/L，血氯70～80mmol/L。很快患者变为无欲昏睡状，四肢冷，以后心率持续在110～130次/分，血压持续在70～80/50～60mmHg，两肺仍有大量湿性啰音，为重度心力衰竭伴稀释性低钠血症，于是给予羟乙基淀粉代血浆500毫升，并加氯化钾1.5克，多巴酚丁胺80毫克，静脉点滴每分钟15滴，点滴100毫升后血压升至100/70mmHg，心率降至96次/分，心音有力，于是在点滴壶内加入速尿20毫克，患者尿量急剧增多，当日尿量2000毫升，复查血钾升至3.5mmol/L，血钠130mmol/L，血氯92mmol/L，意识开始清楚，遂将羟乙基淀粉代血浆改为250毫升加多巴酚丁胺40毫克、氯化钾0.5克静点一天一次，5天后电解质完全正常，心力衰竭完全控制。遂改为依那普利5毫克一天二次，双氢克尿塞25毫克一天一次，安体舒通20毫克一天三次，地高辛0.125毫克一天一次，控制心力衰竭后，出院继续维持治疗。

某女，64岁，主因劳累后心慌、气短10余年，伴夜间不能平卧，全身水肿加重以肥厚型心肌病、快速房颤、心力衰竭Ⅳ级住院。入院后患者为无欲状、昏睡、意识淡漠、四肢冷，心律为快速房颤，心率持续在110～130次/分，血压持续在 70～80/50～60mmHg，两肺仍有大量湿性啰音，患者血钠 115mmol/L，血氯 69mmol/L，血钾 2.87mmol/L，为重度心力衰竭伴稀释性低钠血症，严重低钾和低氯。于是给予羟乙基淀粉代血浆 500 毫升，并加氯化钾 1.5 克，多巴胺 80 毫克，静脉点滴每分钟 15 滴，点滴 100 毫升后，血压升至 110/70mmHg，于是在点滴壶内加入速尿 40 毫克，尿量当日 1900 毫升，次日达到 3300 毫升，给予地尔硫䓬 15 毫克一天三次，控制心室率至 100 次/分以下，并用依那普利 5 毫克一天二次，双氢克尿塞 25 毫克一天一次，安体舒通 20 毫克一天三次治疗。患者意识转清，能平卧。颈静脉怒张、肝大、黄疸及下肢浮肿明显好转。遂将羟乙基淀粉代血浆改为 250 毫升加多巴胺 40 毫克，氯化钾 0.5 克，速尿 20 毫克静点一天一次，5 天后血钠 142.7mmol/L，血氯 103.7mmol/L，血钾 4.75mmol/L，已完全正常，共利尿 17 000 毫升。全身水肿完全消退，心力衰竭完全控制。

某女，67 岁，心慌、气短 26 年，以风心病二尖瓣狭窄伴关闭不全、主动脉瓣关闭不全、三尖瓣关闭不全、心力衰竭Ⅳ级，房颤伴完全右束支传导阻滞入院。患者不能平卧，两肺布满干湿啰音，颈静脉怒张，肝大、黄疸，腹部膨隆，下肢水肿。入院后给予开搏通、地高辛、双氢克尿塞、吸氧等治疗。患者出现频发室早呈二联律，疑洋地黄中毒遂补钾。入院后 20 天腹水增多、无尿、黄疸加重，精神淡漠，以后逐渐演变成浅昏迷，端坐呼吸、重度紫绀，血压 80/60mmHg，心率 110 次/分，呼吸急促。急查电解质：血钾 5.1mmol/L、血钠 108mmol/L、血氯 80mmol/L、BUN140.3mmol/L。考虑昏迷为稀释性低钠血症所致。给予羟乙基淀粉代血浆 500 毫升加多巴胺 40 毫克静点，每分钟 10 滴，并加速尿 40 毫克入点滴壶内。静点过程中血压即回升至 110/70mmHg，尿量达 1100 毫升。输完一剂患者精神好转，已渐清醒。急查电解质，血钾未变，血钠，血氯均有回升。血钠已升至118mmol/L，血氯升至90mmol/L。连用三天后患者已能半卧，共利尿6000毫升。钾、钠、氯均恢复正常范围：血钾4.0mmol/L，血钠136mmol/L，血氯103mmol/L，黄疸已见消退，腹水明显减少，病情平稳，已能平卧。停用706代血浆，继续给予依那普利5毫克一天二次，双氢克尿塞25毫克一天一次，安体舒通20毫克一天三次，地高辛0.125毫克一天一次治疗。

本方案之所以具有强大的提升血钠、血氯和强大的利尿作用是与706代血浆、多巴胺与速尿联用有关。其中羟乙基淀粉代血浆起到代替胶体，提高胶体渗透压，升高血压，增加肾血流量和溶质性利尿作用。而多巴胺、多巴酚丁胺增加心肌收缩力，升提血压，并增加肾血流量，与速尿联用，可发生强大利尿缩水作用。一瓶羟乙基淀粉代血浆（706代血浆）即是一瓶生理盐水，含氯化钠4.5克（76.92毫当量氯化钠）。一个60kg体重的人，其细胞外液量为60kg×0.2＝12kg，即为12升。因此输一瓶706代血浆可使细胞外液钠提升6.40mmol/L。但是，因为这些病人为稀释性低钠血症，本身并不缺盐，甚至全身钠和氯含量超过正常储量。只是因为体内潴留水过多，才致血钠和血氯严重降低。本方案采用多巴胺暂时提升血压，并增加肾皮质血流量。而小分子和中分子淀粉在肾小管内不吸收，起到溶质性利尿作用。再加速尿为亨勒袢升支利尿剂，利尿作用强大。因而，本方案利尿作用强大容易理解，利出尿液中钠和氯含量终究小于生理盐水。因此，本方案纯属将全身潴留的液体进行"缩水"，可使全身体液浓缩。故血钠和血氯迅速提升，而血钾可能因大量利尿有降低，所以本方案中注重了补钾。

经过我们临床对50余例严重心力衰竭伴稀释性低钠血

症患者的临床验证，许多极其严重的病例也得到挽救。重症心力衰竭伴稀释性低钠血症是临床上极为危重的情况，应该重在预防。严重心力衰竭时医生动辄开出速尿、丁尿胺等大剂量强效利尿剂，同时患者又在限盐，这时很容易出现低钠血症。低钠血症时首先出现恶心、食欲下降、精神萎靡，继之意识淡漠，心力衰竭难以控制，利尿剂失效。另外大剂量应用螺内酯也对低钠血症的发生起到推波助澜作用。因此，应用大剂量螺内酯时应注意进正常食盐量的饮食。

文献推荐，应用血管紧张素转换酶抑制剂有助于防止慢性心力衰竭伴稀释性低钠血症的发生，这对于轻症病人预防很有效。但是对于严重心力衰竭伴稀释性低钠血症患者的治疗，则以本文方法为佳。尤其病人发生少尿或无尿时，本文所介绍的方法更为有效。

## 20　心力衰竭病人少尿无尿怎么办

中国有句俗语曰："大活人能叫尿憋死吗？"其意是讲某人办事死板。

在心力衰竭治疗中，让"尿憋死"者比比皆是。许多青年医生治疗心力衰竭时往往"好大喜功，急功近利"。一夜之间就想使水肿消退，使患者平卧；或者遇到病人时不多想，动辄就给速尿注射液加西地兰等，甚至速尿一用再用，反复加量，大量使用。不多时日，尿量很少，或者根本无尿。即使速尿用至每天600～1000毫克静脉点滴，尿量也很少或无尿。真是病人急得团团转，医生傻了眼。这就是"利尿剂抵抗"。

小剂量，常利尿，如涓水细流，春水长流，这好像"无为而治"；而大剂量，强利尿（速尿、丁尿胺），猛利尿，如疾风骤雨，必致山洪暴发，江河横流，好像"横征暴敛"，"穷兵黩武"；往往造成电解质严重紊乱，血流动力学严重障碍，尿量很少，或者根本无尿，甚至招致猝死或早死。怎么办？

现将我们治疗成功的经验介绍给大家，以供参考。

某女，60岁，以胸闷、憋气、不能平卧、少尿、无尿入院。患风湿性心脏病30余年，10年前在北京某医院进行二尖瓣人工瓣膜替换术，此后一直采用华法令抗凝治疗。近半年来患者出现气短，不能平卧。遂用强心剂地高辛0.125毫克一天一次，开搏通12.5毫克一天三次，双氢克尿塞50毫克一天一次。因尿量日渐减少，自感腹胀难忍，遂加用速尿20～40毫克一天一次或间断应用。因腹胀实在不能忍受，这时已是利尿剂抵抗,每天应用速尿注射。患者入院后查体可见心界向两侧扩大,心律绝对不齐(心房颤动),心率110次/分,两肺布满湿性啰音。半卧位,颈静脉明显怒张如手指粗细。肝大平脐,轻度黄疸,腹水征阳性。下肢无浮肿。入院后停用开搏通,因开搏通合用速尿注射液有致无尿和急性肾功能衰竭的报道。遂改用依那普利5毫克一天二次口服,并用羟乙基淀粉代血浆500毫升+多巴胺80毫克+氯化钾1.0克,静脉点滴每分钟15滴,点滴至100毫升时+速尿20毫克入小壶内。用此方案后,每次尿量达800~1200毫升。但患者仍诉上腹胀满,患者要求出院。患者出院前改用安体舒通60毫克一天三次,并用呋塞米片20毫克一天一次,双氢克尿塞50毫克每一天一次,地高辛0.125毫克一天一次,依那普利5毫克一天两次,出院后一周尿量增多,自感腹胀减轻,两周后患者能平卧,颈静脉怒张明显减轻,腹胀感消退,出院两月余,患者能平卧,肝脏明显回缩,黄疸消失,可上下三层楼活动,血清电解质在服药过程中持续正常。其实,此例应该使用肾上腺皮质激素,疗效可能更好,当时未用。

某女,50岁,因心慌、气短不能平卧10余年,黄疸日渐显加深,少尿、无尿以风湿性心脏病心力衰竭住院。入院后查体,心律绝对不整,为房颤律,心率110次/分,不能平卧,两肺散在干湿性啰音,颈静脉及颜面静脉明显怒张,超声检查肝脏仅轻度增大,叩诊平肋弓缘,上腹胀满,腹部膨隆,腰以下部位明显水肿,患者以前用药为卡托普利、双氢克尿塞、速尿注射剂、地高辛等,每日尿量仅100~200毫升,静脉注射速尿用至每天80~160毫克,尿量仅300~500毫升。血生化检查总蛋白70g/L,球蛋白轻度高于白蛋白,总胆红素52.1μmmol/L,以直接胆红素为主,而尿素氮和肌酐均在正常范围，提示患者可能有肝脏实质性损害，于是给予安体舒通100毫克每天三次，并用双氢克尿塞50毫克一天一次，速尿20～40毫克一天一次口服，尿量增多至每日500～800毫升，腹胀感减轻，腹水明显消退，黄疸减轻，精神好转，此例病人也应考虑应用肾上腺皮质激素。

此两例病人均有采用血管紧张素转换酶抑制剂卡托普利与速尿一起应用的过去史，这两者一起应用，据文献报道可致无尿，应予注意。其原因可能为严重心力衰竭患者完全依赖血管紧张素Ⅱ介导的出球小动脉收缩增加肾小球滤过率，发挥利尿作用。而ACE抑制剂扩张出球小动脉大于扩张入球小动脉，故使肾小球滤过压和滤过率降低，同时呋塞米为亨勒袢利尿剂，由于强大利尿，血容量锐减，更使肾小球滤过压再降低，故造成无尿（见"ACE抑制剂用药中的暗礁——低血压和肾功能障碍"）。因此，如两类药同时应用时，必须注意少尿或无尿的发生。

根据我本人的用药经验，虽均为ACE抑制剂，采用依那普利未曾经历发生过少尿或无尿现象。故此时可将卡托普利改为依那普利治疗。此时并用静注呋塞米（速尿）也应该减少剂量，最好将静注速尿改为口服速尿片。

以上介绍的两例，均有明显肝功能受损的迹象，故采用大剂量螺内酯治疗。螺内酯为醛固酮受体拮抗剂，这类心力衰竭病人均有醛固酮明显升高现象。螺内酯可拮抗醛固酮的保钠、排钾、排镁作用，同时拮抗醛固酮的致心律失常作用。另外，还有其他潜在的有益作用。

我曾治疗一例乙型肝炎并发肝硬化、门脉高压病人，腹大如鼓。我曾用螺内酯200毫克一天三次，双氢克尿塞50毫克一天一次及速尿片40毫克每一天一次，治疗一个月，腹水全消，以后患者再次怀孕，生下一女婴，患者再次存活

5年余。

心力衰竭病人长期利尿，动辄采用速尿、丁尿胺，常使病人迅速产生利尿剂抵抗现象，使患者少尿或无尿。建议青年医生在治疗心力衰竭时，不要轻易动用大剂量速尿利尿，特别是速尿的静脉注射剂。尤其慎用 ACE 抑制剂卡托普利与静脉注射呋塞米（速尿）合用，以防迅速导致无尿。如果应用足量强效的利尿剂（速尿及丁尿胺），尿量仍少于每天500毫升，并且水肿日渐加重，则提示"利尿剂抵抗"。产生利尿剂抵抗现象时，美国心脏学会（ACC）和美国心脏协会（AHA）推荐的防治措施为，将口服利尿剂改为呋塞米（速尿）静脉注射或静脉点滴，并加用增加心输出量和肾脏血流量的药物如多巴胺滴速为 $1.0\sim3.0\mu g/(kg\cdot min)$，或多巴酚丁胺滴速为 $2.5\sim10\mu g/(kg\cdot min)$〔见附录"美国心脏学会（ACC）/美国心脏协会（AHA）关于终末期难治性心力衰竭的治疗指南"〕。

我们对"利尿剂抵抗"的处理经验为：羟乙基淀粉代血浆（706代血浆）500毫升+10%氯化钾 10～15毫升（如果血钾<3.5～4.0mmol/L）+呋塞米20～40毫克入壶或加入液体中，静脉点滴，15滴/分，隔日或间断用药 3～5 天，则可使尿量大增，水肿消退。此措施用于严重心力衰竭伴稀释性低钠血症时非常有效。利尿剂抵抗实际上是慢性心力衰竭病人最危重的终末阶段，往往心脏极度扩大，射学分数低于20%，收缩压降低至 100mmHg 以下。除有严重心脏泵功能衰竭外，还有心肌电衰竭，病人往往有严重室性心律失常，包括室速、室颤、房室传导阻滞或室内传导阻滞，如 II° 和 III° 房室传导阻滞，后者往往需要安装心脏起搏器。

对于利尿剂抵抗，我们另外的处理经验见"危险的灵药，几家欢乐几家愁"。首先应用大剂量肾上腺皮质激素强的松 40毫克/m²（体表面积）4～6 周，然后逐渐减量，每周减 5 毫克，直至减完。许多利尿剂抵抗患者通过此项治疗措施尿量大增，甚至每天高达 3000～6000 毫升尿量。难道肾上腺皮质激素治疗晚期心力衰竭有如此神奇？为什么激素可以"利尿"？传统认为慢性心力衰竭晚期均存在肾上腺皮质功能减退，给予肾上腺皮质激素（强的松）后，增加肾脏皮质血流量，减少髓质血流量，故而发挥利尿作用。另外，在部分炎症性心肌病患者，强的松抑制炎症反应。可能还不只是这些作用。重要的是，皮质激素与醛固酮结构相似，大剂量皮质激素与醛固酮竞争醛固酮受体，阻断醛固酮的有害作用。尤其皮质激素与螺内酯合用时，可能使醛固酮受体更加完全阻滞。另外，皮质激素有对抗血管加压素的作用。因此发挥强大利尿、利钠作用。现举两个例子：

某男，50 岁，胸闷、憋气、气短、少尿入院。患扩张型心肌病已十余年，呼吸困难、不能平卧、房颤、腹水及下肢水肿，曾在当地多方治疗，就诊时明显少尿、无尿，每天静注呋塞米（速尿）100～200 毫克，不注射时即胀痛难忍，浮肿及呼吸困难加重，除常规口服药外，给予强的松 60 毫克口服，每天早晨一次，三天后尿量增加，一周后增至每天 3000～6000 毫升。原来使用的利尿剂全部停用，仅用开搏通、螺内酯，双氢克尿塞减到每天 12.5 毫克口服，病情缓解出院。

某男，42 岁，胸闷、气短、紫绀、呼吸困难入院。患扩张型心肌病十余年，房颤、呼吸困难、不能平卧、腹水、下肢水肿、肝大、黄疸，胸痛难忍，疑是肺栓塞。就诊时已有大量腹水、胸水，并有低钾、低钠、低氯和低蛋白血症，收缩压<100mmHg。静点速尿每天尿量仍低于 200～300 毫升，胸腹胀痛难忍，于是加用强的松 60 毫克/天，并给予

706代血浆500毫升＋多巴酚丁胺100毫克＋10％氯化钾15毫升＋速尿20~40毫克静点。患者血压上升到100mmHg以上，尿量增至每天3000毫升，腹水和下肢浮肿渐消退，血钠、血钾、血白蛋白上升。同时并用皮下注射低分子肝素（治疗肺栓塞），后改为口服华法令，患者胸痛减轻，胸水、腹水及下肢浮肿渐渐消失。病情稳定后加用依那普利、螺内酯和双氢克尿塞等，然后加用博苏（比索洛尔）逐渐增量至12.5毫克/天，患者奇迹般恢复了。

心力衰竭病人无尿时，美国心脏学会（ACC）/美国心脏协会（AHA）推荐的治疗方案为采用血液透析器超滤或血液透析［见附录"美国心脏学会（ACC）/美国心脏协会（AHA）关于终末期难治性心力衰竭的治疗指南"］。

其实，不但开搏通合用速尿注射液有致无尿和急性肾功能衰竭的报道，其他ACE抑制剂＋速尿也同样应该有致无尿和急性肾功能衰竭的病例。因为大剂量速尿耗竭血容量，而ACE抑制剂扩张出球小动脉大于扩张入球小动脉，使肾小球滤过率下降，故造成少尿或无尿（见"ACE抑制剂用药中的暗礁——低血压和肾功能障碍"）。

采用羟乙基淀粉代血浆500毫升＋多巴胺80毫克＋速尿，起到升高血压、扩充血容量、增加肾血流量和肾小球滤过率作用，故有增加尿量的作用，可以克服ACE抑制剂＋大剂量速尿造成少尿或无尿的弊端，使尿量大增。大剂量皮质激素可能与醛固酮竞争醛固酮受体，阻断醛固酮的有害作用，发挥利尿作用。同时，皮质激素对抗抗利尿激素（即血管加压素），与螺内酯合用时，可能使醛固酮受体更加完全阻滞。因此发挥强大利尿、利钠作用。患者确实完全无尿时，应该采用床旁血液透析或超滤，以挽救生命。我们已经历数例外院转入的病例，完全无尿、经用床边血液透析，最后恢复自主排尿。

　　山重水复疑无路，柳暗花明又一村。

　　这是宋代著名诗人陆游的诗句，对于此情此景甚为贴切。严重心力衰竭病人少尿或无尿时，常使病人绝望，家属失望，医生束手无策。介绍上述经验，可望使患者和家属于危难之际、水火之中看到希望和光明，看清方向和前程。

## 21 心力衰竭病人最适宜的血钾水平是多少

血清电解质犹如国家的货币存储量，必须保持在一定水平，国民经济才会安全运行。正常人的血清电解质，也必需稳定在一定的正常范围内，人体才会健康，心脏才会安全稳定。

这犹如大海航行，保证足够水深，并且风平浪静，才会不搁浅，不触礁，安全到达目的地。人体内电解质以血钾最重要，血钾浓度正常在 3.5～5.5mmol/L 之间，在此范围内，属于正常水平。但是多数心脏病专家认为，心脏病患者，尤其心力衰竭患者的血钾水平应稳定在 4.0～5.0mmol/L 之间。如何达到并稳定在这种血钾水平呢？靠补钾？靠补镁？靠抽血检测？显然这些措施都"力不从心"，难以"天遂人愿"。

诚然，心力衰竭患者，应该认真监测血清电解质水平的变化，尤其是血钾的变化。过高或过低的血钾水平可致心肌激动性和传导性发生变化。如血钾过低，易致心电图 QT-U 延长，并易发生尖端扭转型室速和室颤；而血钾过高，易致窦房阻滞、房室传导阻滞、室内传导阻滞、窦室传导、QRS 波增宽，甚至导致心脏骤停，心脏猝死。心力衰竭过度利尿时，易致电解质紊乱，尤其是低钾；并且使交感-肾上腺素能神经系统和肾素-血管紧张素-醛固酮系统过度激活，进一步加重低血钾。许多用于治疗心力衰竭的药物，也易改变血钾浓度，如 ACE 抑制剂和血管紧张素受体拮抗剂可升高血钾水平；而袢利尿剂、噻嗪利尿剂、吲哒帕胺等可降低血钾水平。

血钾水平轻度、中度降低就会增加洋地黄中毒的风险，增加许多药物致心律失常的风险。如低钾时，本身致心律失常性很低的胺碘酮也会因心电图上QT-U延长，增加多形性室性早搏、扭转型室速和室颤的风险；而血钾水平轻、中度增高就会妨碍降低死亡率、保护心脏的重要治疗药物，如ACE抑制剂、血管紧张素受体拮抗剂和螺内酯等的应用，如血钾水平>5.2~5.5mmol/L时，应该慎用或不用这些保护钾、治疗心力衰竭的良药。

许多专家认为，血钾水平在3.5~3.8mmol/L之间，对于心脏病患者，尤其心力衰竭患者为过低；而血钾水平在5.2~5.5mmol/L为过高，对于心力衰竭病人应避免出现上述血钾水平。

如何实现并稳定在这种血钾水平内，做到"天遂人愿"呢？实现此目的并不难。当患者血钾水平过低时，这时需口服或静脉补钾，并根据患者血压水平给予ACE抑制剂，螺内酯剂量应偏大。如应用螺内酯40~60~80毫克一天三次，并每3天测定一次血钾水平，若血钾达到或接近4.0mmol/L时，则首先停用口服或静脉补钾。继续3天测定一次血钾，若血钾稳定在4.0~5.0mmol/L范围内，则坚持ACE抑制剂合用螺内酯的用药方案。继续测定血钾2~3次，若升高至>5.0mmol/L，则将螺内酯适当减量，若>5.2mmol/L，除螺内酯减量外，并适当加大袢利尿剂剂量，这样则使血钾水平调整至4.0~5.0mmol/L范围内。

同理，若患者肾功能不全血钾较高时，这时则不用螺内酯，少用或不用ACE抑制剂，必要时加用或加大袢利尿剂用量，而使血钾水平回降。通过这种调整，可使大多数心力衰竭患者血钾水平稳定在4.0~5.0mmol/L范围内。

对于调整血钾水平，螺内酯是很好的"贤内助"。除血钾水平过低外，如低于3.5mmol/L，一般不需要任何口服或静脉补钾措施。只需用好用活"贤内助"，理想血钾水平唾手可得，无需耗神费力。

## 22　危险的灵药，几家欢乐几家愁

国外有作者将肾上腺皮质激素称为"危险的灵药"，就是说，此类药物既危险，又是灵药。所以，此类药物不能滥用，必须用药得当，滥用此类药是危险的。

年轻的女性非常烦用此药，因该药可致满月脸、水牛背、痤疮、多毛、向心性肥胖、胸腹部脂肪增加，而四肢脂肪减少，故大腹便便，而四肢相对细小。

糖尿病患者不能应用此药，它可致血糖增高，甚至使隐性糖尿病变为显性糖尿病（类固醇糖尿病）。糖尿病人用药可诱发酮症酸中毒。

溃疡病患者不能应用此药，它可导致胃酸增多、溃疡复发和出血。

精神病患者不能应用此药，它可导致精神兴奋、失眠、狂躁和谵妄加重。

高血压病人不能应用此药，它可使血压升高，血糖增高，使血压难以控制。

老年人烦用此药，它促进蛋白分解，抑制蛋白合成，使肌肉消瘦，骨质疏松，伤口愈合延迟。即使是年轻人，应用皮质激素仍可诱发骨折，诱发股骨头无菌坏死，导致精神兴奋、失眠、血压升高。

更为严重的副作用是该药可降低机体免疫反应，诱发全身细菌、病毒和霉菌感染。并使已局限的感染向全身扩散。犹如国家解散防卫力量，任敌人长驱直入。虽然看似一切风平浪静，降低了机体"抵抗"激烈的程度，造成"炎症反应"较轻。但是身体的保护作用丧失了，造成细菌、病毒感染和霉菌感染更难以控制。

凡此种种，仍不要忘记，激素是救命的灵药，它在下述方面具有无与伦比的功效，疗效显著。

**抗毒、抗休克作用**　对严重休克病人，尤其是中毒性休克病人，疗效显著。该药提高对内毒素的耐受力，改善中毒症状，稳定溶酶体膜，减少心肌抑制因子生成，解除血管痉挛，增强心肌收缩力，提高心肌和血管对血管活性药物（多巴胺、多巴酚丁胺、阿拉明）和碱性药物的反应能力，迅速提升血压。

**刺激骨髓造血作用**　该药刺激骨髓造血，使红细胞、白细胞、血小板和血红蛋白形成增多。尤其在用药过程中白细胞和中性粒细胞明显增多。

**抗炎作用**　该药有强大抗炎作用，可能与该药稳定溶酶体膜，增加肥大细胞稳定性，抑制巨噬细胞和白细胞向血管外移行，抑制肉芽组织形成，抑制巨噬细胞对抗原吞噬，减少炎症反应有关。该药用于感染中毒性休克、急性重症心肌炎时疗效显著。

肾上腺皮质激素对水、盐代谢有明显影响。它是较弱的盐代谢皮质激素，保钠潴水。但是，它有增加肾皮质血流量和肾小球滤过率，拮抗抗利尿激素的作用，减少肾小管对水的重吸收，故可明显利尿。

正是因为该药增强心肌收缩力，解除血管痉挛，扩张血管，故可减低心脏前后负荷，增加心输出量。实践证明，皮质激素用于急性心力衰竭可迅速稳定病情，对急性心力衰竭具有良好的治疗作用。

另外，对于慢性顽固性心力衰竭的治疗，肾上腺皮质激素也可能有显著疗效。

现举3例如下：

某男，37岁，因3周来肌肉酸痛、咳嗽、腹胀、无力，自认为是"感冒"。1周来胸闷、气短、憋气、夜间不能平卧加重入院。患者自认为平素身体健康。查体血压150/115mmHg,心率176次/分,心律绝对不整,为快速房颤律,心界向两侧扩大,心前区可闻响亮的收缩期吹风样杂音,P2>A2,心尖部可闻第一心音亢进,伴有收缩期吹风样杂音及舒张期雷鸣样杂音。患者呈端坐位,两肺呼吸音弱,满布干湿性啰音,双下肢及腹部高度水肿,双下肢皮肤发亮。腹部膨隆,肝大,轻度黄染。有大量腹水。每天静脉注射速尿,仍尿量很少。左房内径64mm,右室内径48mm,左心室舒张期末内径53mm,左心室收缩期末内径42mm,左室射血分数(LVEF)44%,左心室短轴缩短率(LVFS)22%,二尖瓣前后叶增厚、粘连,提示为风湿性心脏病二尖瓣狭窄和关闭不全。左心耳强回声光团,提示左心耳血栓。并有心包积液、胸腔积液。患者无发热,白细胞总数和中性稍高,血沉不快,C-反应蛋白和抗溶血性链球菌素O均正常。患者尿量明显减少,感到腹胀难忍。生化检查:钾5.09mmol/L,钠131.2mmol/L,氯98.7mmol/L,明显低蛋白血症。于是给予患者安体舒通20毫克一天三次,双氢克尿塞25毫克一天一次,培哚普利2毫克一天一次,倍他乐克12.5毫克一天三次,地高辛0.25毫克一天一次,房颤快速心室率得到控制。因患者腹胀难忍,间断给予西地兰和速尿。病情始终未缓解。结合病史,患者明显心力衰竭加重,可能与风湿活动及低蛋白血症有关。虽然患者无发热,白细胞总数和中性稍高,血沉不快,C-反应蛋白和抗溶血性链球菌素O均正常,但是,患者既往体健,最近有"感冒史",心力衰竭明显加重,尿量明显减少,感到腹胀难忍,并有多发浆膜腔积液等,足以说明是风湿活动。于是,给予强的松40毫克每天早晨一次口服,4~6周后逐渐减量,并静点青霉素共2周。3~5天后患者水肿很快消退,病情缓解,可下地步行。于是给患者服用胺碘酮0.2毫克一天三次共10天,然后进行电复律成功,并用胺碘酮0.2毫克一天一次维持窦性心律,腹水和下肢水肿完全消退出院,现已2年余,恢复健康。

某男,51岁,5年前发现心脏扩大并出现胸闷、气短,曾在当地医院做冠脉造影正常,诊断扩张型心肌病。在当地反复住院,日渐加重,呼吸极度窘迫,不能平卧,静脉注射速尿也尿量很少,巩膜黄染,步行不过10米。入院后查体,血压110/70mmHg,心率94次/分,心界向两侧扩大,呈端坐位,双下肢及腹部水肿,腹部膨隆,肝大肋下2指,有大量腹水。每日静脉注射速尿,尿量仍少于400毫升。左房径55mm,右室径43mm,左心室舒张期末内径78mm,左心室收缩期末内径65mm,左心室射血分数(LVEF)33%。查电解质正常,尿素氮轻度升高,考虑患者已有明显心力衰竭和利尿剂抵抗。于是给予患者安体舒通60毫克一天三次,ACE抑制剂、双氢克尿塞和速尿口服。因患者腹胀难忍,给予706代血浆250毫升+多巴酚丁胺60毫克+速尿20毫克缓慢静滴,并给予强的松60毫克每天早晨一次口服,4~6周后逐渐减量。经强的松治疗3~5天后,患者尿量猛增到1800毫升,水肿很快消退,可下地步行数十米,已能平卧。于是,给患者加用倍他乐克6.25毫克一天二次,以后每2周增量12.5毫克,直至每天口服200毫克,病情持续稳定。出院时左心室舒张期末内径缩小到72mm,左心室收缩期末内径缩小到62mm,LVEF升到45%,共住院60天,腹水和下肢水肿完全消退,现已1年余,恢复健康。

某男,40岁,15年前感冒后出现心悸、气短、憋气,7年前劳动后气短加重,心律快而绝对不整,为房颤律,数月前在当地医院因不能平卧,黄疸,胸腹腔积液,下肢高度水肿住院，因剧烈胸痛疑诊肺动脉栓塞，曾用开搏通、安体舒通、速尿、洋地黄、华法令等，因不能控制病情恶化，尿量极少转入我院。患者入院时呼吸极度窘迫，呼吸频率达40次/分，紫绀，颈静脉怒张，肝肋下4指，明显叩击痛，无尿。给予安体舒通20毫克一天三次，速尿片20毫克一天一次，雅施达2毫克一天一次，并给予西地兰0.2毫克入壶一次，患者仍无尿。因患者有大量胸腹水，于是给予706代血浆250毫升＋多巴酚丁胺60毫克＋速尿40毫克静点，目的是提升血压并加大尿量，用药后尿量增加，而血钾降低。于是将安体舒通增大到60毫克一天三次。因患者病情重，尿量少，给予强的松60毫克每天早晨一次，4～6周后逐渐减量。用药三天后患者尿量增多，由每日300毫升骤增至6000～8000毫升，患者立即轻松，1周后患者已能平卧，黄疸，胸腹腔积液消退。遂给予小剂量β受体阻滞剂博苏1.25毫克一天一次，以后每1～2周逐渐增加剂量1.25毫克，直至最后达到每一天12.5毫克，控制心室率在60～70次/分。患者病情持续稳定，出院时左心室舒张期末内径已由78mm缩至72mm，左心室收缩期末内径已由66缩至59mm，LVEF已由30%升至45%。经过2个月治疗，患者康复出院。

在严重心力衰竭，尤其是风湿性心脏病或扩张型心肌病心力衰竭伴有低血压、无尿时，肾上腺皮质激素可能有卓越疗效，其理由如下：

① 风湿性心脏病心力衰竭加重时应考虑风湿活动，重症风湿热患者应采用肾上腺皮质激素治疗，并有显著疗效。

② 扩张型心肌病，尤其心肌炎后心肌病，采用肾上腺皮质激素治疗可能取得良效。已有作者报道，采用肾上腺皮质激素治疗这些病人，使心脏缩小，甚至使扩大的心脏完全

恢复正常。

③ 重症心力衰竭，尤其伴有利尿剂抵抗时，肾上腺皮质激素可增加肾皮质血流量和肾小球滤过率，并对抗增高的抗利尿激素，发挥利尿作用。

④ 肾上腺皮质激素可能对抗醛固酮，起到醛固酮受体拮抗剂的作用。因其结构与醛固酮相似，故可能与醛固酮竞争与醛固酮受体结合，起到拮抗醛固酮的作用。

对于慢性顽固性心力衰竭的治疗，尤其心力衰竭病人无尿时，肾上腺皮质激素可能发挥显著疗效。心力衰竭病人无尿时，常使病人悲观失望，医生束手无策。

介绍上述经验，可望使患者和家属于危难之际、黑暗之中看清灯塔和航程，看到希望和光明。

"山重水复疑无路，柳暗花明又一村"。

"用药如用兵"，关键在于活用、巧用。这正象砒霜、雄黄，这些剧毒中药，可以中毒致死，也可以根治早幼粒白血病。用活用巧肾上腺皮质激素，真可以做到挽救病人于难治之际，拯救患者于垂危之中，有"起死回生"之妙。

这正如清代名医陈修园在《医学三字经》中所言，"病中良，勿太过"。因此，医生应用肾上腺皮质激素前，必须想到，肾上腺皮质激素是"危险的灵药"。一定要"兴利避害"。

因此，用药前必须肯定心力衰竭病人白细胞不高，中性粒细胞不高。并排除各种禁忌证及急性感染征象。

是否采用这项治疗措施，应该由高年资医师权衡利弊后决定。

## 23  心力衰竭治疗中的 β 受体阻滞剂家族

在人体内,当有紧急情况发生时,就需要有应急的兴奋系统,这就是交感-肾上腺素能神经系统。在遇到应激情况时,如休克、感染、急性心肌损伤、急性心力衰竭等,交感神经起着加快心率、增强心肌收缩力、升高血压、兴奋机体的作用。这种作用起到应急支持作用,是人体的保护机制。同样,也存在另一个与之相匹配的内分泌、自分泌、旁分泌系统,即肾素-血管紧张素-醛固酮系统(RAS 系统),它的作用与之相似。

假如是一匹病马,快马加鞭必定促进早死。假如是一颗慢性衰竭的心脏,渡过急性应激损伤期后,这种增强心肌收缩力、加快心率、收缩血管、升高血压的作用,就使心力衰竭进入周而复始的恶化机制。于是,保护机制变为恶化机制。

β 受体阻滞剂恰好对抗交感-肾上腺素能神经系统和 RAS 系统的这种有害作用。它们不但是心力衰竭治疗中的重要药物,也是整个心脏病防治中的重要药物,具有"起死回生"之妙。

β 受体阻滞剂具有重要的三性,即"$β_1$ 受体选择性"、"脂溶性"、"无内源性拟交感活性"。有些药物还具有重要的"抗氧化作用"。

$β_1$ 受体选择性使它摒除了对其他受体亚型的作用,可安全用于心力衰竭、慢性阻塞性肺病、周围血管病等;而脂溶性则使该类药物易于进入脂肪组织和中枢神经系统,起到拮抗交感神经放电的作用,是降低心脏猝死的基础;而无内源性拟交感活性更为重要,只有无内源性拟交感活性才能保护心脏，而有这种活性就会损害心脏。所以这是重要的β受体阻滞剂的"三性"。至于"抗氧化作用"，理论上应该对保护心脏，保护机体非常重要。

有句名言叫作"β受体阻滞剂——心脏的保护神"。

此言并不过誉。在CIBIS-Ⅱ试验中，比索洛尔使全病因病死率降低了34%，心脏猝死降低了44%。而在MERIT-HF试验中，美托洛尔使全病因病死率降低了34%，心血管病病死率降低了38%，而猝死降低了42%。难道这是过誉吗？

我们应用β受体阻滞剂的体会是，"有了β受体阻滞剂，患者就有了安全的保证；用上β受体阻滞剂，病人就有了生存的希望。"

科学研究发现，哺乳类动物一生竟有如此相近的心跳总和，可以把它看作一个常数，小狗每分钟心跳150次，只能活20余年；而小鼠每分钟心跳高达数百次，只能活2年；而人的心率在60～100次/分钟之间，寿命可达100年。β受体阻滞剂降低心率，就等于延长心跳时间，这可能是它保护心脏、保护患者能够怡养天年的机制。

目前，经心力衰竭大型临床试验证实，降低心力衰竭患者死亡率的β受体阻滞剂只有美托洛尔、比索洛尔和卡维地洛。为使大家熟悉这些药物，不妨揭开这些β受体阻滞剂的"庐山真面目"。

**（一）美托洛尔**

美托洛尔（商品名为倍他乐克），为高度选择性阻滞$\beta_1$受体的药物，其阻滞$\beta_1$与$\beta_2$的比值为30∶1，无内源性拟交感活性，有高度亲脂性。因此，该药具有上述的β受体阻滞剂的"三性"。在著名的MERIT-HF试验中，它使纽约心脏学会分级Ⅱ级～Ⅳ级心力衰竭患者的全病因死亡率降低34%，心血管病因死亡率降低38%，心脏猝死降低

41%,心力衰竭恶化死亡率降低49%。另外,在MAPHY研究中,美托洛尔降低高血压患者总死亡率22%;歌德堡美托洛尔研究中减少急性心肌梗死和急性心肌梗死后患者死亡率达36%;在斯德哥尔摩美托洛尔试验中,使心肌梗死后存活者中猝死的累积发生率降低59%。另外,已经证实该药具有抗室速、室颤,提高室速和室颤阈值的作用。目前,已证实美托洛尔是治疗心力衰竭的重要基础用药。即使对于NYHA分级Ⅳ级的重度心力衰竭病人,只要病情平稳,已恢复干体重,仍可安全用药。

美托洛尔脂溶性高,口服吸收率达95%,肝脏首过效应(首次通过肝脏时即被肝脏代谢即首过效应)较高,达50%～60%,主要在肝脏代谢,尿中排出原药很少。这点很重要,要注意它是经肝脏代谢的药物,肝功能不良时不用。

主要副作用有呼吸短促、胃灼热、恶心、疲乏、抑郁等。每天剂量为100～200毫克,最高剂量可达每天400毫克。MERIT-HF试验中治疗心力衰竭时倍他乐克缓释片的靶剂量(目标剂量)为每天150～200毫克;而在COMET试验中,倍他乐克普通片每天剂量为100毫克。显然这后一剂量偏小,我们在心力衰竭治疗中已用倍他乐克普通片每天200～225毫克。倍他乐克在心力衰竭治疗中的应用将在相关章节介绍。

(二)比索洛尔

比索洛尔国产药物商品名为"博苏",进口药为德国默克公司生产的"康可"。该药为高度选择性 $\beta_1$ 受体阻滞剂,其阻滞 $\beta_1$ 受体:$\beta_2$ 受体为34:1。该药无内源性拟交感活性,既有亲脂性,又具亲水性,口服后吸收迅速、完全,生物利用度高达90%以上,而通过肝脏首过效应小于10%,血药浓度达峰值时间1.7～3.0小时。血药浓度主要集中于肺、肾和肝脏,体内半衰期长达10小时以上。该药50%经肝脏代谢，50%经肾脏代谢，具有平衡清除、平衡代谢的特点。因此，肝脏功能不良或肾脏功能不良均不妨碍用药。

该药用于慢性心力衰竭的治疗取得了显著成功。在著名的CIBIS-II试验中，共入选NYHA分级III级IV级心力衰竭（LVEF<35%）2643例，随机分为比索洛尔干预治疗组和安慰剂组，比索洛尔从每天1.25毫克开始，逐渐增加至每天10毫克，平均随访1.3年，与安慰剂组相比，使总死亡率下降34%，心脏猝死下降44%，心力衰竭恶化住院率降低20%；而对于IV级以上的重度心力衰竭患者共477例，比索洛尔组236例，安慰剂组241例，比索洛尔使全病因死亡率下降31%。

根据各个亚组（包括年龄大于或小于71岁，有无糖尿病，肾脏功能良好与否，有无应用螺内酯，有无应用洋地黄，有无应用胺碘酮，NYHA分级III还是IV级等）分析结果，均支持比索洛尔在降低总死亡率、降低心血管病死亡率、降低因心力衰竭加重住院率、降低心脏猝死发生率方面在各个亚组均优于安慰剂组。尤其值得注意的是，对于肾脏病患者、肾功能不良者降低死亡率更为显著。

国内胡大一教授领导了"博苏治疗慢性心力衰竭的耐受剂量和安全性研究"，该试验证实中国人对国产比索洛尔（博苏）用药安全，耐受性良好，且耐受剂量与欧洲CIBIS-II试验中所达到的剂量完全一致，多数心力衰竭患者每天可达7.5~10毫克，少数患者每日博苏用量达到15毫克。并且观察到博苏具有显著降低血压、降低心率和改善心室重构作用，使收缩性心力衰竭患者左室收缩末内径和舒张末内径缩小。由于其半衰期长达10小时以上，本药有很好的降低血压作用，根据我们的观察，对伴有高血压的舒张性心力衰竭具有良好的治疗作用。

比索洛尔的重要特点为，由于肝、肾平衡代谢的作用，本药对于肝脏或肾脏或肝肾功能均不良时，一般均能安全用药，也可适当减量或慎重调整剂量。由于具有最高的 $\beta_1$ 受体选择性，因此，可慎重用于慢性阻塞性肺病或周围血管病的病人。由于具有显著的降压和降心率作用，对伴有高血压和心率增快的心肌缺血、甲状腺机能亢进和快速房颤患者，疗效更显著。

本药不良反应如下：

由于显著的降压和减低心率作用，本药服药期间可出现轻度乏力、头晕、胸闷、心动过缓、心悸、嗜睡，尤其见于血压和心率下降过多时。

极少数情况下可出现胃肠功能紊乱（腹泻、便秘、腹痛、恶心）及皮肤反应，如红斑、瘙痒等。

由于 β 受体阻滞作用，少数病人出现肌无力、肌肉痉挛及雷诺现象。

慢性阻塞性肺病或支气管哮喘患者可见气管阻力增加，应慎用。

### （三）卡维地洛

卡维地洛（国产药为络德，进口药为达利全），为第三代 β 受体阻滞剂，它可完全阻滞 $\beta_1$、$\beta_2$ 和 $\alpha_1$ 受体，并且具有强力抗氧化作用。其阻滞作用 $\alpha_1$：β 阻滞作用为 1：10，无内源性拟交感活性，并且具有高度亲脂性和亲蛋白性，口服吸收入血后 98% 与蛋白质结合，绝对生物利用度为 20%～25%。给药后 1～2 小时血浆浓度达峰值，体内清除半衰期为 7～8 小时。本药经肝细胞色素氧化酶 P4502D6 降解，大部分代谢产物经胆汁和粪便排泄（60%），少量经尿排泄（16%）。肾功能不全时无需调整剂量，而肝功能不全时则应慎用此药。请注意，65 岁以上的老年人，卡维地洛排泄减慢，增加剂量宜缓慢。卡维地洛具有以下特点：

1. 卡维地洛是具有血管扩张作用的 β 受体阻滞剂，最初作为降压药物应用,其血管扩张作用主要是通过阻滞 $α_1$ 受体实现的。因此,该药降低心率和降低心输出量的作用轻,有利于克服 β 受体阻滞剂用药初期抑制心功能和加重心力衰竭的作用。

2. 卡维地洛具有强力抗氧化作用,清除氧自由基,抑制脂质过氧化,保护细胞免受过氧化损伤,具有抗细胞凋亡的作用。卡维地洛及其代谢产物的抗氧化能力超过维生素 E1000 倍。

3. 卡维地洛对心脏提供保护作用,可抑制动脉粥样硬化和心肌梗死部位的中性粒细胞浸润,抑制黏附分子表达,从而起到抑制炎症反应的作用。

大型临床试验表明,卡维地洛具有显著改善慢性心力衰竭患者心室重构,改善心功能和降低死亡率的作用。美国卡维地洛心力衰竭研究共入选 1094 例 NYHA 分级 Ⅱ~Ⅳ 级(轻~重度心力衰竭)的病人,随机接受卡维地洛(最大剂量一天 50~100 毫克)和安慰剂治疗。结果表明,卡维地洛组总病死率与安慰剂组相比下降 65%(3.2% 比 7.8%,$P<0.001$)。因心血管原因住院减少 27%(14% 比 19.6%,$P=0.036$),住院或死亡复合危险性下降 38%(15.8% 比 24.6%,$P<0.001$)。

澳大利亚和新西兰心力衰竭研究为随机、双盲、安慰剂对照的多中心临床试验,415 例慢性稳定性心力衰竭病人入选,卡维地洛治疗后结果显示,治疗 12 个月时卡维地洛组的左室射血分数明显提高 5.3%($P<0.0001$),左室收缩末和舒张末容积明显减少;随访至 19 个月时,左室射血分数显著改善。

β 受体阻滞剂治疗心力衰竭,需要像化学实验中"酸碱滴定"一样耐心,逐渐增量,在增量过程中,可能遇到困难和阻力,但一定掌握渐进的原则,直到最后到达靶剂量或最大耐受剂量。当β受体阻滞剂（例如倍他乐克和博苏）应用达到靶剂量后，仍可继续加量，这时心率可能增加，血压可能上升，提示患者心脏的生物学性能已经改善，已经能够耐受更大剂量的β受体阻滞剂。

针对患者和家属采用β受体阻滞剂治疗慢性疗心力衰竭时的急于求成的急躁情绪，我经常讲"孩子抱牛"的故事，就是讲要以"滴水穿石"的精神，百折不挠的毅力，逐渐增加β受体阻滞剂剂量，直至心肌的生物学性能改善。这时有可能心率增加，血压上升至正常范围，病情应该明显稳定。

慢性心力衰竭患者应该牢记，慢性心力衰竭心脏扩大的治疗，只要坚持不懈应用β-受体阻滞剂，心脏可以缩小，心功能能够改善。

精诚所至，金石为开，万万不可操之过急。

## 24  β受体阻滞剂治疗慢性心力衰竭——"孩子抱牛"疗法

我的家乡有一故事,近似"吹牛",但却富于哲理。

一农家,孩子好事,一天母牛产一牛犊,孩子将牛犊抱起来,日复一日,一年过后,牛犊变为大牛,孩子仍能抱起大牛。

β受体阻滞剂治疗心力衰竭,需要逐渐增量,在增量过程中,一定掌握渐进的原则,万万不可操之过急。我经常对心力衰竭病人讲"孩子抱牛"的故事,希望他们有耐心、有决心、有毅力,日复一日,持之以恒。

β受体阻滞剂治疗心力衰竭,国外认为先变坏,后变好。其治疗慢性心力衰竭的疗效已得到大型临床试验的肯定,其疗效毋庸置疑。总体上可降低慢性心力衰竭病人全病因病死率约35%,尤其是显著降低心脏猝死发生率42%～44%。并且降低住院率和医疗费用。可以说,是益寿延年、活人救命、经济实惠、好吃不贵的药物。

但是,必须注意,用药开始时需要患者病情基本稳定,不需要静脉应用速尿、西地兰、多巴胺、多巴酚丁胺以及氨力农、米力农等药物。可以平卧,肝区无叩击痛、下肢无水肿、无腹水,两肺没有湿性啰音,病人已恢复"干体重"。纽约心脏病学会心功能分级可以为Ⅱ级、Ⅲ级或Ⅳ级。

β受体阻滞剂只是限定于大型临床试验筛选出的药物如美托洛尔(倍他乐克)、比索洛尔(搏苏、康可)和卡维地洛。其他未被大型临床试验证实治疗心力衰竭有效的β受体阻滞剂万万不能选用。

采用β受体阻滞剂治疗慢性心力衰竭,我们已积累丰富的经验,尤其对倍他乐克和搏苏(比索洛尔)的用药,已经积累了许多治疗慢性心力衰竭的生动事例，积累了丰富经验。

β受体阻滞剂治疗心力衰竭时，必须在常规治疗心力衰竭的药物保护下，使病情已基本稳定后才开始用药。这些药物包括：洋地黄、利尿剂（呋塞米、双氢克尿塞）、ACE抑制剂（卡托普利、依那普利等）和醛固酮受体拮抗剂螺内酯。通过应用这些药物，使病情基本稳定后再加用β受体阻滞剂。

缺血性心脏病并发心力衰竭时，若病情基本稳定，可适当放松限制。因β受体阻滞剂是控制心肌缺血的最直接、最有效的药物，是对病因治疗。例如，在急性心肌梗死病人，只要没有中、重度心力衰竭，即可加用β受体阻滞剂。如果为非缺血性心脏病心力衰竭，只要病情基本稳定，已恢复"干体重"，即可用药。即使IV级心力衰竭时，病情稳定也可用药。

最近CIBIS-II和MERIT-HF的亚组分析均证实，比索洛尔和美托洛尔用于重度心力衰竭，可延长生命，提高生活质量。

我们的经验为：美托洛尔普通片（倍他乐克）在心力衰竭时使用方法如下，首先给予患者最小的开始剂量6.25毫克一天二次，每3～5天增加6.25毫克，在6～8周时间内逐渐增加剂量至一天150～200毫克；而比索洛尔从1.25毫克一天一次开始，每1～2周增加1.25毫克，在6～8周时间逐渐增加剂量至一天10毫克（或10毫克以上）；卡维地洛从3.125毫克一天两次开始，每周增加3.125毫克，直至25毫克一天二次。

β受体阻滞剂治疗心力衰竭，先变坏，后变好。在用药后一个月内，可能削弱交感-肾上腺能神经系统对心肌收缩力的支持作用，使病情加重，3个月后逐渐变好，这时心肌生物学性能改善。若用药增量过程中，收缩压下降至低于90mmHg，则将利尿剂、ACE抑制剂或其他血管扩张剂（如硝酸酯）减量，或将β受体阻滞剂也减量，退回原来用药级别，待病情稳定后继续增量，这就是"退一步，进两步"的原则。

若活动时心率减慢至<55次/分，则将地高辛减量，或将β受体阻滞剂也适当减量。一般若病人休息（不活动）时心率不低于50次/分，睡觉时不低于40次/分，不必将β受体阻滞剂减量。若出现心力衰竭症状加重，如水肿加重，不能平卧，两肺出现湿性啰音，这时应将血管紧张素转换酶抑制剂、利尿剂适当增量或将洋地黄（若未用至足量）适当增量。若能克服心力衰竭加重，则继续坚持β受体阻滞剂的原来用量。若心力衰竭加重不能克服，则将β受体阻滞剂适当减量，退回原用药级别。一般不要随意停用β受体阻滞剂。因为，对于缺血性心脏病病人，随意停用β受体阻滞剂是极其危险的，可能出现心绞痛、心肌梗死或急性冠脉综合征。

在应用β受体阻滞剂治疗心力衰竭期间，在大约1个月期间内，患者的心功能有可能明显减低或一度恶化。这时，除上述处理措施外，我常用中药升阳益气、补气养阴，以提升患者的耐受能力。这些中药在整个心力衰竭治疗期间仍可持续应用，如柴胡、黄芪、丹参、白术、茯苓、桂枝、人参（或党参）、麦冬、五味子、甘草等。应用这些中药后血压提升、手足温暖、脉搏稳定，可渡过β受体阻滞剂用药初的加重期。如一开始就两者合用，即中西医结合治疗，大多数患者可使β受体阻滞剂用药初始的加重期保护过关，不知不觉地渡过，而直达改善期。在1~3个月时间心功能就会逐渐改善，直到3个月后明显改善。

一般说来，一个月时间内，β-受体阻滞剂使心肌去除交感神经的支持作用，会出现负性肌力作用，之后负性肌力作用与β受体阻滞剂改善心肌生物学性能的正性肌力作用相平衡；而在三个月左右时则主要表现正性肌力作用和生物学性能改善作用；6个月左右时，生物学性能改善作用更为明显，病人会精神焕发，体力增进。

根据我们的经验，β受体阻滞剂对扩张性心肌病改善心肌性能的作用来的更快、更直接。对于缺血性心肌病，则需要更长时间。举例如下：

某男，64岁，5年前患急性广泛前壁心肌梗死，不能平卧，两肺满布干湿啰音，颈静脉怒张，肝大、压痛，经用肠溶阿司匹林、舒降之、消心痛、依那普利、双氢克尿塞后心力衰竭仍未控制，左室舒张末内径（LVEDD）达75mm，左心室收缩期末内径（LVESD）64mm，LVEF仅25%，FS 15%。于是加用比索洛尔一天1.25毫克，每1～2周增加一次剂量1.25毫克，一直加用到一天7.5毫克、10毫克，患者心率仍达80～100次/分，但血压降至80～90mmHg。这时即增加中药柴胡、丹参、黄芪、桂枝、白术、茯苓、党参、麦冬、五味子、甘草等。服上述中药后，病人血压稳定在90～100mmHg左右或以上，手足温暖，脉搏有力，感到有气力。考虑比索洛尔降压作用比倍他乐克可能更明显，于是改用倍他乐克一天100～150毫克，以后收缩压维持在100～110mmHg以上，倍他乐克增量至一天200毫克。经过1年治疗，患者可上下4～5层楼，无心慌气短，2—D心脏超声检查，左心室舒张期末内径（LVEDD）已达51mm，左心室射血分数（LVEF）已达62%。表明，采用β受体阻滞剂治疗明显改善左室重构，缩小扩大的心脏，改善心肌收缩性能，有明显治疗缺血性心肌病心力衰竭的作用。

某男，38岁，以胸闷、憋气、呼吸困难、不能平卧入院。半年前劳累后心慌气短，3个月前胸闷、气短、憋气、紫绀、呼吸困难、不能平卧，咳白色泡沫痰，心律齐，心电图示窦性心动过速，心率110～130次/分。心脏彩色超声示左心室舒张期末内经78mm，左心室收缩期末内径66mm，左心室射血分数

(LVEF)28%。其他心腔如左房、右房、右室均显著扩大。并发现大量心包积液、胸腔积液、腹腔积液及乳头以下严重水肿，符合扩张型心肌病，重度心力衰竭。首先给予患者西地兰0.4毫克＋速尿20毫克入小壶静点，并给予患者地高辛0.125毫克一天一次，双氢克尿塞50毫克一天一次，速尿片20毫克一天一次，ACE抑制剂依那普利2.5毫克一天二次及螺内酯40毫克一天三次，病情渐渐稳定，并能平卧，两肺啰音消失。开始使用β受体阻滞剂倍他乐克6.25毫克一天两次，并逐渐增量，每周增加剂量一次。每次增加日剂量12.5毫克口服，并同时服用补气养阴中药，3个月时β受体阻滞剂倍他乐克达到一天200毫克，最后心率稳定在70～80次/分。6个月时心脏明显缩小，心脏彩色超声示左心室舒张期末内经58mm，左心室收缩期末内径38mm，左心室射血分数48%。1年后心脏大小及心功能完全恢复正常。左心室舒张期末内径48mm，左心室收缩期末内径33mm，左心室射血分数（LVEF）58%。其他心腔如左房、右房、右室均完全恢复正常。患者为交警干部，1年多后经历"非典时期"艰苦工作的考验，身体健康，工作和生活完全恢复正常。

某男，69岁，以胸闷、憋气、气短、心悸、不能平卧入院。5年前因胸闷、气短、大汗，以急性广泛前壁心肌梗死入某院，冠脉造影示左前降支95%狭窄，曾行冠脉溶栓及支架置入治疗。以后因频繁心绞痛发作，再次支架治疗。以后又频繁发作心绞痛，冠状动脉造影发现置入支架内又再次狭窄，又行切割球囊治疗。本次入院前5天心慌、胸闷、憋气伴频繁室性早搏，不能平卧加重入院。高血压史7年。查体，血压110/70mmHg，心率68次/分，两肺无干湿啰音，心电图有Ⅰ度房室传导阻滞，P-R间期0.24秒，V1～V6均呈病理Q波。2—D心脏超声显示，左心室舒张期末内径（LVEDD）68mm，左心室收缩期末内径（LVESD）55mm，

LVEF 24%，FS 16%，左室心尖部膨隆，疑及心尖部室壁瘤形成。入院后给予黄芪，柴胡、党参、麦冬、五味子、丹参、甘草等升阳益气、活血化淤中药以及肠溶阿司匹林50毫克一天一次，阿托伐他汀10毫克一天一次，因患者不能应用ACE抑制剂，给予科素亚50毫克一天一次。并给予螺内酯20毫克一天三次，双氢克尿塞12.5～25毫克一天一次。患者渐能平卧，于是加用倍他乐克普通片自12.5毫克一天二次开始，每周增量12.5毫克。增量过程中血压和心率一度降低，PR未见明显延长。这时，β受体阻滞剂适当减量，并加大升阳益气中药用量，最终克服了低血压和心率降低，逐渐增量至一天225毫克。患者心悸、胸闷、憋气消失，再无心绞痛发作。坚持治疗1年后患者体力增进，身体健康。2－D心脏超声显示，LVEDD已降至55mm，LVESD降至46mm，LVEF升至54%。这些指标均已恢复正常，表明β受体阻滞剂治疗明显改善左室重构和心肌收缩性能，有明显治疗心力衰竭的作用。

β受体阻滞剂治疗后期，患者全无任何临床症状，这往往是在用药6个月以后。β受体阻滞剂要不要继续增量？我看应该继续增量，因为增量后最终心率和血压非但不降，反而略有升高。这应该是心肌生物学性能进一步改善的结果。"宜将剩勇追穷寇，不可沽名学霸王"，应该继续增量，直至心肌生物学性能进一步改善。

唐朝诗人王之焕的诗"登鹳鹊楼"可能更贴切地表达这种意境，"白日依山尽，黄河入海流，欲穷千里目，更上一层楼"。

β受体阻滞剂治疗心力衰竭，就像登鹳鹊楼一样，需要一步一个台阶地逐渐增量，需要更上一层楼。在增量过程中，每增加一次剂量，患者就增加一分康复的希望；每增加一次剂量，医生就增加一份安全的保障。β受体阻滞剂治疗心力衰竭，到底应该增加到多大剂量，患者的疗效才能更上一层楼呢？

## 25 β受体阻滞剂治疗心力衰竭时如何确定最佳剂量

现在对于β受体阻滞剂治疗慢性心力衰竭的疗效已无人怀疑，关键是用多大剂量。古语道："中病良，勿太过"，即用药恰到好处，既不伤正，又好怯邪。

那么慢性心力衰竭时应用β受体阻滞剂的剂量，到底应该达到多大剂量呢？文献强调，应达到大型临床试验中所确定的剂量，即"靶剂量"。这种剂量，一般认为是达到β受体完全阻滞的剂量，这时达到的心率应是β受体兴奋性完全阻滞时的心率，即目标心率。

事实上，有些患者不能耐受如此大剂量，这时可以达到患者的最大耐受剂量。而另一些患者，即使超过"靶剂量"，仍能很好耐受。这说明β受体阻滞剂的应用剂量范围存在很大的个体差异。但是，如果持续增量是否继续获益呢？是否剂量较高获益更大呢？这是需要回答的问题。

直接比较β受体阻滞剂不同剂量的研究仅有 MOCHA 研究。在这项早期进行的多中心口服卡维地洛的药物试验中，随机比较了安慰剂、小剂量（6.25毫克一天二次）、中剂量（12.5毫克一天二次）和大剂量（25毫克一天二次）对运动能力、生活质量和心力衰竭级别的影响，用药持续6个月。与安慰剂组相比，卡维地洛组运动能力、生活质量和心功能级别均未见明显改善。但是，卡维地洛组左室射血分数均显著增加，并且剂量越高改善越明显。同时，死亡率在安慰剂组为15.5%，而在小剂量组为6.0%，中剂量组为6.7%，均较安慰剂组明显降低；大剂量组降为1.1%，降低更为显著。这一试验提醒人们，β受体阻滞剂治疗心力衰竭时，降低病死率、改善心功能可能与剂量有关，大剂量用药对预后改善更为明显。不能耐受较大剂量时，小剂量仍可获益。

在 CIBIS-Ⅱ 试验中，共入选 2647 例心功能Ⅲ、Ⅳ级的心力衰竭患者，平均随访 1.3 年后，比索洛尔组的总病死率比安慰剂组降低 34%（$P<0.0001$）。根据事件发生前或最后一次随访时比索洛尔的应用剂量进行亚组分析，可将比索洛尔用量分为小剂量组（一天口服 1.25～3.75 毫克）、中剂量组（一天口服 5.0～7.5 毫克）和大剂量组（一天口服 10 毫克）。结果显示，小剂量组对预后改善较差。因为这不是预先设立的随机分组，可能存在偏倚，即小剂量组也可能是因为基线条件较差所致。因小剂量组平均年龄稍大，心功能较差或合并疾病较多。中剂量组比小剂量组死亡率降低 51%（$P=0.001$）；大剂量组比小剂量组降低 70%（$P=0.0001$）；中、大剂量组心血管病死率和住院率均显著低于小剂量组，以大剂量组降低幅度最为显著。

在 COMET 试验中，共入选 3029 例Ⅱ、Ⅲ级慢性心力衰竭的患者，1511 例随机分入卡维地洛组，1518 例随机分入美托洛尔普通片组。卡维地洛靶剂量为 25 毫克一天二次，最终平均用药剂量为一天 42 毫克；而美托洛尔普通片为 50 毫克一天二次，最终平均用药剂量为一天 85 毫克。两组基线心率相同，但在 COMET 试验期间，前 16 个月卡维地洛组心率减慢更为明显，显著低于美托洛尔组。另外，血压水平虽然两组基线值相同，但在 58 个月的试验期间卡维地洛组的收缩压和舒张压始终低于美托洛尔组。结果表明：1. 美托洛尔普通片组用药剂量不足，因此 β 受体阻滞程度较轻，血压和心率降低程度较少，因此，疗效稍逊；2. 卡维地洛比美托洛尔更有效，总病死率显著降低 17%（$P=0.0017$）。这些结果发人深思。

另一项研究观察了慢性心力衰竭患者 27 例，随机分为两组，分别给予美托洛尔缓释片一天100毫克或普通片50毫克一天二次（一天100毫克），经过三个月干预治疗，两组在血流动力学改变、心脏功能、运动耐量、生活质量方面均较基线水平明显改善，两组疗效完全一致。这从另一侧面反映出β受体阻滞剂美托洛尔缓释片与普通片等剂量时疗效完全一致。

根据我们的经验，美托洛尔普通片治疗慢性心力衰竭时，绝大多数病人均达到一天150～200毫克，坚持一段时间后，待心肌生物学性能进一步改善，部分病人甚至增量至200～225毫克，并长期坚持，疗效很理想，使许多大心脏缩小或完全恢复正常（见上篇）。关键是增加剂量时缓慢加量，根据病情发展，知进知退（见β受体阻滞剂治疗慢性心力衰竭——"孩子抱牛"疗法）。

既然β受体阻滞剂治疗心力衰竭时疗效与剂量相关，那么β受体阻滞剂治疗心力衰竭时，到底要用到多大剂量呢？

一般认为，β受体阻滞剂治疗心力衰竭时应该达到大型临床试验所确定的靶剂量——即目标剂量。未能达到靶剂量，患者已不能耐受，这时可用到"最大耐受剂量"。实际上，对于这些病人应该认真分析未能达到靶剂量的原因，如果仅仅因为心动过缓，心脏起搏器可帮助克服困难。如果因为低血压、虚脱、疲乏、衰竭、无精力，这些往往是暂时的临床情况，只要认真调整其他合用药物的剂量，如利尿剂、ACE抑制剂剂量，必要时β受体阻滞剂剂量稍微退一些，并用中医中药补气养阴，扶正培本，许多病人可以"逢山开路，遇水搭桥"，最终迂回曲折地达到靶剂量，甚至超过靶剂量。现举例说明此问题。

某男，70岁，因胸闷、憋气、呼吸困难、心悸、不能平卧入院。6年前因胸闷、气短、大汗，以急性广泛前壁心肌梗死入某院，冠脉造影示左前降支95%狭窄，曾行冠脉溶栓及支架置入治疗。以后因频繁心绞痛发作，再次支架治疗。以后又频繁发作心绞痛，冠状动脉造影发现支架内再狭窄，又行切割球囊治疗。本次入院前 5 天心慌、胸闷、憋气伴频繁室性早搏、不能平卧加重入院。高血压史 7 年。查体，血压 110/70mmHg，心率 68 次/分，两肺无干湿啰音，心电图有 I 度房室传导阻滞，P-R 间期 0.24～0.26 秒，V1～V6 均呈病理 Q 波，2—D 心脏超声显示左室舒张末径（LVEDD）68mm，左室收缩末径（LVESD）55mm，LVEF 24％，FS 16％，左室心尖部膨隆，疑是心尖部室壁瘤形成。入院后给予黄芪、柴胡、丹参、党参、麦冬、五味子、甘草等升阳益气、活血化淤中药以及肠溶阿司匹林 50 毫克一天一次，阿托伐他汀 10 毫克一天一次，科素亚 50 毫克一天一次（因患者不能应用 ACE 抑制剂），并给予螺内酯 20 毫克一天三次及双氢克尿塞 12.5～25 毫克一天一次。患者渐能平卧，于是加用倍他乐克普通片自 12.5 毫克一天二次开始，增量过程中血压和心率一度降低，P-R 间期却未见明显延长。这时，β受体阻滞剂适当减量，并加大扶正培本和升阳益气中药用量，稍等待一段时间后即克服了低血压和心率降低，逐渐增量至一天 200 毫克，最后竟达 225 毫克。患者心悸、胸闷、憋气完全消失，再无心绞痛发作。坚持治疗 1 年后患者体力增进，身体健康，2—D 心脏超声显示 LVEDD 已降至 55mm，LVESD 降至 46mm，LVEF 升至 54％。心脏收缩功能和心脏大小已恢复正常，患者全无任何临床症状。这可能是心脏生物学性能改善的结果。值得注意的是，P-R 间期始终未增加，心率也始终未显著降低，最终心率和血压非但不降，反而略有升高。

所以，对于某个病人来说，真正的目标剂量因人而异。若达到大型临床试验所规定的目标剂量后，如 MERIT-HF

试验中，美托洛尔缓释片一天200毫克，COMET试验中卡维地洛25毫克一天二次，CIBIS—Ⅱ试验中比索洛尔一天10毫克。若继续增量时发现心率和血压非但不降，反而略有上升，患者耐受良好，则应该继续增量，以临床状况稳定为宜。若继续增量时心率和血压降低，但是在可接受的正常范围内，不损害患者健康和生活质量，我们认为，可以退回原来剂量，巩固一段时间，继续增量时心率和血压可能就不降低，甚至会升高。这就是说，治疗慢性心力衰竭时β受体阻滞剂增量可能是在"退一步，进两步"中迂回前进，螺旋上升的。辅助给予升阳益气、扶正培本的中药，可能有助于使患者的临床状况稳定，使心力衰竭患者达到更好地改善心肌生物学性能。

  我想，这样确定的剂量是一个"个体化"的"目标剂量"，可能更有利于患者大心脏缩小和心力衰竭的恢复。

  我们在实际工作中，许多病人应用美托洛尔普通片的剂量已远远超过一天200毫克，达到75毫克一天三次的剂量。而应用比索洛尔（博苏）也经常超过一天10毫克的剂量，达到一天15毫克，甚至更高些。发现这部分病人最终心脏功能恢复更好，并且大心脏恢复正常，预后更良好。

  对于另一部分基础心率很慢的患者，如心率处于50~60次/分之间，仍可应用β受体阻滞剂治疗心力衰竭，先从小剂量开始，缓慢增量。治疗过程中，心率有可能不降低，甚至部分病人心率还会增加，这些病人应大胆应用β受体阻滞剂。若心率经常慢于40~50次/分，我们采用安装AAI或DDD起搏器后仍采用β受体阻滞剂治疗，这时β受体阻滞剂加量即不影响心率，但需要观察增量过程中血压的变化，务必不要增量过快使血压低于90/60mmHg。因此，在起搏器保护下，心率缓慢的慢性心力衰竭患者采用β受体阻滞剂治疗，应该不受限制，并且效果良好。举例如下：

某男，70岁，因憋气、胸闷、不能平卧入院。患冠心病陈旧性心肌梗死、心力衰竭曾在美国诊治。因高血压、心悸、气短，不能平卧，多处求医，他最着急的是心悸、频发室性早搏，无论如何不能控制。查体发现，该患者血压140/90mmHg，平卧后胸闷、气短，窦性心动过缓，心率40~55次/分，并时常呈室性早搏二联律。该患者有陈旧性前壁心肌梗死病史16年，曾在美国行冠状动脉造影，因冠状动脉病变复杂，未发现梗死区有存活心肌，未进行血管重建术。2—D心脏超声发现患者左心室舒张期末内径69mm，左心室收缩期末内径58mm，左心室射血分数25%，左室心尖部室壁瘤，大片心肌已无收缩功能。其实对于该患者来说，最重要的不是控制室性早搏二联律，而是改善心室重构，纠正心力衰竭。要改善心室重构，必须稳定患者的心率，于是给患者安装了DDD起搏器，以后调整为AAI模式起搏，起搏心率为60次/分。并给予双氢克尿塞50毫克一天一次，螺内酯20~40毫克一天三次，ACE抑制剂依那普利5毫克一天二次，患者很快能平卧，两肺无啰音，下肢水肿及腹水消退，肝区叩击痛消失，考虑患者已恢复干体重。于是给予博苏1.25毫克一天一次开始，每周增加剂量1.25毫克，逐渐增量至每天10毫克，患者病情持续稳定。以后又给患者增加到一天12.5毫克，3个月后左室舒张末内径已缩至62mm，室性早搏二联律明显减少或消失，患者已无明显症状。半年后2—D心脏超声发现患者左心室舒张期末内径下降至58mm，左心室收缩期末内径下降至46mm，左心室射血分数上升到40%，已完全无临床症状，自身心率升高至60次/分以上。患者得利于应用较大剂量的螺内酯？得利于应用较大剂量β受体阻滞剂博苏？得利于起搏器控制窦性心动过缓？应该是综合作用协同的结果。

慢性心力衰竭采用β受体阻滞剂治疗增量过程中，只要心率和血压稳定，应尽量达到靶剂量。不能达到靶剂量的患者，应该认真分析未能达到靶剂量的原因，尽力克服困难，争取达到靶剂量。若已达靶剂量，患者的血压和心率仍可耐受增量时，则可以小心谨慎地适当再增量，但务必不能增量过大、过快，以免损害患者健康和已取得的进步。若增量过程中出现血压降低过多，冷汗，心率反而增加，提示已达增量的"警戒线"，适当将剂量回降。

目前临床上应用β受体阻滞剂主要问题是剂量不足，没有努力上调剂量，直至达到"靶剂量"或"最大耐受剂量"。临床经验告诉我们，那些可耐受β受体阻滞剂更大剂量的患者，人为地给予一个较小的剂量，可能使本应取得的临床效果"擦肩而过"，并可能使心力衰竭病人康复和生存的希望付之东流。

因此，慢性心力衰竭采用β受体阻滞剂治疗增量过程中，每一例患者都应该努力达到个体化的目标剂量。即使因为心率较慢，房室传导阻滞或其他临床情况不能继续增量时，也应"逢山开路"，"遇水搭桥"。如应用中医中药扶正培本，升阳益气，以稳定血压和心率；使用起搏器稳定心率，使应用β受体阻滞剂的努力达到畅通无阻。

在这里，务必提请注意，β受体阻滞剂增量必须是小剂量、慢增量、保（心）率（血）压、益阴阳（中药益气、养阴、升阳）、保（临床）稳定、渐代偿（逐渐改善心肌收缩性能，然后代偿β受体阻滞剂减低心肌收缩力的作用）、增肌力（改善心肌收缩性能）、缩心脏（逆转心室重构，缩小心腔）、添精力（改善生活质量、生命质量和运动能力）、求健康（最后追求的目标是身体健康）的迂回前进、螺旋上升的渐进模式。

再强调一遍，在β受体阻滞剂治疗增量过程中，每增加一次剂量，患者就可能增加一分康复的希望；每增加一次剂量，病人就可能增加一分安全的保障；每增加一次剂量，心脏就可能增加一分改善左室重构和心肌收缩性能的力量；每增加一次剂量，心肌就可能减少一分室速、室颤和猝死发生的土壤；每增加一次剂量，医生就会感到心情坦然，心力衰竭康复就可能大有希望。

应用β受体阻滞剂治疗慢性心力衰竭，应该大力讴歌，大力弘扬。这个防治心脏病和心力衰竭的圣药，实实在在应该唤起青年医生和患者重视它治疗慢性心力衰竭的巨大潜能，注意增量；实实在在应该使更多的青年医生猛醒，β受体阻滞剂才是他们防治心脏病和心力衰竭的锐利武器，β受体阻滞剂才是他们从医的安全屏障。但是，正如秦皇汉武的文治武功一样，绝非一人所为，而是一批功臣良将的集体贡献。同样，β受体阻滞剂治疗慢性心力衰竭的良好疗效，是在利尿剂、洋地黄、ACE抑制剂（包括螺内酯）等应用后使临床状况稳定的基础上，逐步增量所致。同时，β受体阻滞剂的某些对于代谢、生活质量的副反应也在联合用药中得到克服和补偿。

"双手推开窗前月，一石击破水中天"

我想，揭开β受体阻滞剂神秘的面纱，广大青年医生和患者会猛醒，原来他们防治心脏病和心力衰竭的希望就蕴藏在β受体阻滞剂之中。

是的，"山重水复疑无路,柳暗花明又一村"。我想借用宋代著名诗人陆游的诗句来鼓励广大心脏病和心力衰竭患者，使他们鼓起生活的勇气，满怀战胜疾病的信念，"病情峰回路转，生活布满阳光"的日子，可能就在坚持一下的努力中。

## 26  冠心病心力衰竭病人的药物治疗策略

冠心病是供应心脏的动脉血管——冠状动脉发生狭窄性病变，最多见的病理变化为冠状动脉粥样硬化斑块形成，或斑块破裂、血栓形成，引起心肌缺血和心肌坏死。冠心病引起心肌缺血和心肌坏死导致的心力衰竭占心力衰竭总发病率的 2/3。心肌缺血和心肌坏死，以及由此引起的心室重构，严重损害心脏功能和运动能力，是导致心力衰竭的主要原因。

在冠心病心肌缺血、心绞痛或心肌梗死伴有心力衰竭时，硝酸酯、ACE 抑制剂和 β 受体阻滞剂是最恰当的药物选择，它们既能改善症状，又能改善预后。

但是，若存在液体潴留时，则需要利尿剂和螺内酯处理液体潴留。在获得干体重（见小剂量，常利尿）之前，就可应用 ACE 抑制剂。在获得干体重之后，即可考虑应用小剂量 β 受体阻滞剂，并逐渐增量，直至达到靶剂量或最大耐受剂量。

对于冠心病心肌缺血患者，β 受体阻滞剂达到靶剂量之后，病情就会明显稳定。同时，冠心病心肌缺血和猝死的危险性即大大降低，其改善心室重构的作用就会日渐明显。这时，可以认为，严重心力衰竭患者就有了安全的保障，晚期心力衰竭患者就有了生存的希望。

虽然阿司匹林减少再梗死和减少心脏事件约 25%，但在心力衰竭中的应用价值尚有争议。因为它阻止缓激肽介导的前列腺素合成，减弱 ACE 抑制剂的有利作用。同时，阿司匹林又是非甾体类抗炎药，大剂量应用时加重液体潴留。因此，伴有心力衰竭时，可考虑用氯吡格雷替代阿司匹林。

钙拮抗剂虽然缓解心绞痛和心肌缺血很有效，但是这些药物并不改善心力衰竭病人的预后,并不提高运动耐量,并不改善生活质量。仅有氨氯地平和非洛地平在大型临床试验中证实为中性药物,不增加死亡率。所以冠心病心力衰竭患者不推荐长时间使用钙拮抗剂。

在冠心病伴有心力衰竭和明显心肌缺血的患者,应该尽早考虑采用经皮冠状动脉成形术(PTCA+支架)或冠脉搭桥术(CABG)。这些治疗措施可以缓解心肌缺血,改善收缩功能障碍,对心力衰竭有利。

目前,严重心力衰竭病人和心肌梗死后心力衰竭患者应用醛固酮受体拮抗剂螺内酯治疗,已有充分依据。它在RALES试验中降低全病因死亡率30%;而EPHESUS试验是在心肌梗死后并发心力衰竭患者应用依普利酮的大型临床试验,证明在心肌梗死后伴有心力衰竭的患者应用依普利酮降低全病因死亡率17%。仅仅一片小药片却起到了极大作用。

关于冠心病心力衰竭病人的药物治疗策略示范如下,其中β受体阻滞剂应用最为重要。

某男,69岁,因胸闷、胸痛、憋气及呼吸困难曾多次住院。5年前因剧烈胸痛、气短、大汗,以急性广泛前壁心肌梗死入某院,冠脉造影示左降支95%狭窄,曾行冠脉溶栓及支架治疗。以后因频繁心绞痛发作,再次支架治疗。以后又因频繁发作心绞痛,冠状动脉造影发现支架内再狭窄,又行切割球囊治疗。本次入院前5天心慌、胸闷、憋气,不能平卧加重入院,高血压史7年。入院后查体,血压110/70mmHg,心率68次/分,两肺无干湿啰音,心电图有Ⅰ度房室传导阻滞,P-R间期0.24~0.26秒,V1~V6均呈病理Q波,心脏彩超示左心室舒张期末内径(LVEDD)68mm,左心室收缩期末内径(LVESD)55mm,LVEF24%,FS 16%,左室心尖部膨隆,疑是左室心尖部室壁瘤形成。入院后给予黄芪、柴胡、党参、麦冬、五味子、丹参等等升阳益气、活血化瘀中药以及肠溶阿司匹林 50 毫克一天一次，阿托伐他汀 10 毫克一天一次，科素亚 50 毫克一天一次（因患者不能应用 ACE 抑制剂），并给予螺内酯 20 毫克一天三次及双氢克尿塞 12.5～25 毫克一天一次。患者渐能平卧，于是加用倍他乐克自 12.5 毫克一天二次，逐渐增量至每天 200 毫克，最后达 225 毫克。患者心悸、胸闷、憋气消失，再无心绞痛发作。坚持治疗 1 年后患者体力增进，身体健康，LVEDD 已降至 55mm，LVESD 降至 46mm，LVEF 升至 54%。这些指标均已恢复正常，患者全无任何临床症状。可自由活动，上下四层楼也不气喘，患者自认为已完全恢复正常。

某男，60 岁，15 年前胸痛、憋气，曾患广泛前壁心肌梗死，糖尿病。3 年来活动后胸痛、气短，不能平卧加重 5 天住院。查体心率 90 次/分，心律绝对不整，为房颤律，血压 110/70 mmHg，巩膜轻度黄染，不能平卧，两肺呼吸音粗，肝区叩击痛，2—D 心脏超声显示，LVEDD68mm，LVESD61mm，LVEF21%，FS 7%，提示缺血性心肌病。入院后给予肠溶阿司匹林 75 毫克一天一次，安体舒通 20 毫克一天二次，双氢克尿塞 25～50 毫克一天一次，培垛普利 4 毫克一天一次，并给予地高辛 0.125 毫克一天一次，患者很快可以平卧，并行冠脉造影及支架治疗。术后患者心慌气短明显好转，然后加用倍他乐克 6.25 毫克一天二次，以后渐加至一天 200 毫克，3 个月后，LVEDD 降至 66mm，LVESD 降至 54mm，LVEF 升至 37%，患者明显好转，再无心力衰竭发作。

某男，70 岁，因胸痛、气短，不能平卧，加重 5 天住院。患者曾在美国行冠脉造影，因病变复杂，未行支架治疗。17年前因胸痛、憋气、大汗，曾患广泛前壁心肌梗死，糖尿病。查体心率40～50次/分，心律不整，可闻心跳间歇，心电图示频发室性早搏，二联律，血压140/80 mmHg，巩膜轻度黄染，不能平卧，两肺呼吸音粗，肝区叩击痛。心脏2－D超声显示，LVEDD68mm，LVESD61mm，LVEF24%，FS 12%，左室前壁运动减低，近心尖部无运动，可疑心尖部室壁瘤。提示冠心病缺血性心肌病。入院后给予肠溶阿司匹林75毫克一天一次，安体舒通40毫克一天三次，双氢克尿塞50毫克一天一次，速尿片20毫克一天一次，依那普利10毫克一天二次，患者很快可以平卧。患者因心动过缓，行DDD永久心脏起搏器安装术。术后程控为AAI心房起搏。患者心悸、气短明显好转，然后加用博苏1.25毫克一天二次，以后渐加至一天10毫克，3个月后，LVEDD降至64mm，LVESD降至54mm，LVEF升至37%，患者明显好转，再无心力衰竭发作。半年后LVEDD降至58mm，LVESD降至46mm，LVEF升至40%，患者再无心力衰竭发作，活动时无任何胸闷及气短，又赴美国居住。

  以上三例说明，即使冠心病引起的严重心力衰竭，采用恰当的药物治疗和介入治疗策略后，心室重构可以逆转，心力衰竭完全恢复大有希望。

  冠心病心力衰竭，完全可以早防早治，对因治疗。这种治疗实际上是一种"防病"。冠心病的主要病理过程是动脉粥样硬化，有效防治动脉粥样硬化的危险因素，如高脂血症、高血压、糖尿病、吸烟等，就能有效的延缓动脉粥样硬化进展。目前美国成人胆固醇教育计划（ATPIII）已将降低低密度胆固醇(LDL-C)作为降脂治疗和预防动脉粥样硬化的首要目标。冠心病或冠心病等危症患者有效降低LDL-C，使其<100mg/dl，极高危患者，如冠心病同时有多种危险因

素，如代谢综合征、严重难以控制的高血压、糖尿病，同时又患有急性冠脉综合征，包括急性心肌梗死和不稳定型心绞痛，这时希望降低LDL-C，使其<70mg/dl，可有效降低冠心病危险因素，降低病死率和病残率。最近研究表明，将血清 LDL-C 降低至 70mg/dl 以下，可能抑制动脉粥样硬化斑块进展或使其消退（REVERSAL 试验）。GREACE 试验证实，他汀类药物降脂治疗明显降低心力衰竭发生率达 50%，同时他汀类降脂药也对非缺血性心力衰竭显示明显的临床益处。ACE 抑制剂已对动脉粥样硬化疾病显示明显益处，并降低心血管死亡、心肌梗死和心力衰竭的危险。

希望患有冠心病心力衰竭的朋友，坚持正确的治疗策略，持之以恒，不懈地努力，坚信冠心病心力衰竭可防可治，心力衰竭完全恢复的希望可能就在坚持一下的努力中。

## 27 急性心肌梗死并发泵衰竭怎么办

急性心肌梗死已属病情危重,而并发严重泵衰竭时,更是危险至极,如临深渊,如履薄冰。

1800年前的医圣张仲景就已观察到,"真心痛,手足青至节,朝发夕死"。可见当时即对心肌梗死并发泵衰竭(真心痛)有了认识。

近年来,随着心肌梗死后冠脉介入和溶栓治疗的推行,此种病人发生率减少。同样,急性心肌梗死并发泵衰竭(心源性休克和严重心力衰竭)早期采用冠脉介入和溶栓治疗后死亡率下降,存活率升高。

急性心肌梗死并发泵功能衰竭时,一般心肌梗死面积超过左心室功能心肌数量的25%(新鲜心肌梗死+陈旧心肌梗死),即会发生心力衰竭,即Killip分级的Ⅱ级心功能,Forrester分型的Ⅱ型。这时根据Swan-Ganz导管(漂浮导管)测定结果应为,肺毛细血管压应超过18～20mmHg,而心脏指数应大于2.2L/(min·m$^2$),一般大于2.5L/(min·m$^2$)。若梗死心肌总量大于左心室功能性心肌数量的40%时,即会发生心源性休克。这时采用漂浮导管检查结果应为,肺毛细血管压大于18～20mmHg,而心脏指数小于2.2L/(min·m$^2$),严重时小于1.8L/(min·m$^2$),为Killip分级的Ⅳ级和Forrester分型的Ⅳ型,一般认为这时病人住院病死率应为85%～100%,这应该是很吓人的数字。

学术界认为,这两者都应在Swan-Ganz导管监测下进行诊断和治疗。那么,什么是Swan-Ganz导管呢?Swan-Ganz是发明此导管的两名外国人的名字。该导管一般设有4腔,第1腔通往导管最远端,称为端孔腔;紧邻端孔有一气囊，有腔（第 2 腔）与气囊相通，即第 2 腔为气囊腔；紧随气囊之后有一热敏电阻，用于测血温，称第 3 腔，为热敏电阻腔，有一导丝与电阻连通；第 4 腔距端孔约 29cm，设计为注液腔，可注射冷盐水，并用于测量上腔静脉和右房压力。该导管工作原理为，测定注射冷盐水后的温度稀释曲线，并根据温度稀释曲线计算心排血量。当严重急性心肌梗死时，可在床边插入此导管，当插至上腔静脉（或下腔静脉）后，气囊充气，并同时监测压力曲线，顺血流漂进右房、右室、肺动脉，直至肺小动脉。当完全嵌顿后，测定压力即为肺毛细血管压，放气时测定压力即为肺动脉压，这时由注液腔注入 5～10ml 冷盐水，同时由热敏电阻监测温度（热）稀释曲线，这时仪器即自动计算出心脏输出量或心脏指数，心脏指数即心脏每分钟输出量除以病人的体表面积。紧随气囊之后有一热敏电阻，根据肺毛细血管压和心脏指数即可确定心肌梗死病人的血流动力学属于哪一类型。

学术界认为，属于 Forrester Ⅳ 型或 Killip Ⅳ 型的患者应由主动脉气囊泵稳定病情，然后进行紧急冠状动脉造影、冠状动脉腔内成型术（PTCA）和放置支架。对不适合 PTCA 和支架安放者可进行主动脉-冠状动脉旁路移植术。这两种治疗措施可使心源性休克患者的病死率减低至 50%。

虽然学术界认为，心源性休克的诊断需要 Swan-Ganz 导管检查，治疗需要现代化的医疗条件。但是，基层医院不具备条件者就不治病了么？下面介绍急性心肌梗死并发严重泵衰竭处理的经验与教训，不一定完全符合心源性休克的诊断要求，可供参考。

某男，58 岁，入院前 3 天发生心前区憋闷、疼痛、冷汗，活动时加重，入院当天早晨出现心前区剧痛、冷汗、恶心、呕吐，患者自认为系胃肠炎，直至难以忍受时才就医。

入院后查心电图为急性广泛前壁心肌梗死，患者有高血压和糖尿病史，入院后收缩压持续低于100mmHg，血糖达16.66mmol/L以上，心率达100～130次/分，静点5%葡萄糖盐水＋胰岛素＋氯化钾注射液，并给予小剂量开搏通。患者仍有严重胸痛、憋气，并出现心包摩擦音，于是增加硝酸甘油静滴，剂量至$50\mu g/min$，患者胸痛更重，而血压降至80/60 mmHg，进而降至50/30mmHg，于是停用开搏通和硝酸甘油，患者不能平卧而双肺满布湿性啰音、紫绀、大汗、四肢厥冷，于是加进多巴胺和多巴酚丁胺（每500毫升液体内各加入100毫克），血压提升至80～90/50～60mmHg，心率120～130次/分，仍有明显紫绀、四肢厥冷、全身冷汗，直至夜间血压降至难以测出，脉搏微弱，于是停用所有血管扩张剂，而仅静点多巴胺、多巴酚丁胺、阿拉明，以后血压上升，但脉搏微弱，四肢厥冷。急性心肌梗死合并糖尿病时病死率在30%左右，而急性心肌梗死并发心源性休克病死率为85%～100%，家属已做好死亡准备。这时认真检讨过去的治疗方案，患者有严重胸痛、憋气，血压较低时还加用硝酸甘油、卡托普利，是不正确的。急性心肌梗死时，保持血流动力学稳定极为重要。血压低于100 mmHg，尤其低于90 mmHg，就不应大剂量应用硝酸甘油，更不应加用卡托普利。而加用卡托普利后使血压进一步下降，使冠状动脉灌注压进一步降低，收缩期血压低于90mmHg，心率高于110次/分，就不应该再静点硝酸甘油。停用硝酸甘油，缓慢适量补充羟乙基淀粉代血浆（706代血浆），并改为静点阿拉明、多巴胺和多巴酚丁胺，目的是首先维护血流动力稳定，然后连续给予1,6-二磷酸果糖两次（共100克），患者奇迹般复苏了，后半夜患者血压升至80/60mmHg，肺部啰音减少，紫绀减轻，至天明时血压升至96/60mmHg，心率降至100次/分，于是继续给予1,6-二磷酸果糖，葡萄糖-胰岛素-氯化钾注射液

（GIK），并将胰岛素加量控制血糖至 7～10mmol/L。又治疗一天后患者血压升至 110/70mmHg，心率降至 100 次/分以下，于是停用多巴胺，并将多巴酚丁胺减量，继续静点硝酸甘油仅 10μg/min 左右。患者得救了。得利于应用 1，6-二磷酸果糖？得利于撤除硝酸甘油和卡托普利？得利于 706 代血浆的应用？得利于多巴胺和多巴酚丁胺的应用？我看，首先受害于硝酸甘油过量，续之受害于卡托普利降压。对于急性心肌梗死后病人，稳定血流动力学为第一要务，适量应用 706 代血浆，保持适当的血容量很重要。多巴胺和多巴酚丁胺对于增强心肌收缩力，维持血流动力学稳定非常为重要。

另一例为 38 岁男性，因胸闷、憋气、剧烈胸痛伴全身冷汗入院，入院后心率达 106 次/分，血压 100/60mmHg，心电图示广泛前壁加下壁心肌梗死，不能平卧，两肺散在干湿性啰音，轻度紫绀，给予尿激酶溶栓及静脉点滴肝素治疗。硝酸甘油静点，每分钟 10～15μg，并在静滴液中加进多巴胺和多巴酚丁胺。因患者为广泛前壁心肌梗死，故给予卡托普利 6.25 毫克，然后改为 12.5 毫克一天三次，并给予双氢克尿塞 12.5 毫克一天一次，安体舒通 20 毫克一天一次。入院后第一天心率达到 120～130 次/分，血压降至 60/30 mmHg，不能平卧，两肺满布湿性啰音，紫绀，呼吸深大，频率达 40 次/分，周身冷汗。此时患者已处于心源性休克状态。于是停用开搏通和硝酸甘油，增加多巴胺用量至 10～15μg/（kg·min），多巴酚丁胺至 10μg/（kg·min），并给予氟美松 20 毫克静注，静点 1，6－二磷酸果糖两次（共 100 克），严格限制输液速度不超过 25～30 滴/分，补钾、补镁（给予门冬酸钾镁），并给予高浓度葡萄糖-胰岛素-门冬酸钾镁溶液静脉点滴，一天后心率降至 110 次/分，血压升至 90/60mmhg，两肺啰音减少，紫绀减轻，可半卧位，三天后血压升至 100/70mmHg,心率降至 100 次/分以下,可平卧,于是应用小剂量开搏通、双氢克尿塞、安体舒通、舒降之、小剂量倍他乐克及硝酸酯治疗。一周后病情稳定,以后增加倍他乐克用量,并坚持他汀类降脂治疗,现患者恢复健康,未遗留心功能障碍。

以上两例都曾静点 1,6-二磷酸果糖,无氧酵解时 1 克分子该药产能 4 克分子 ATP,比葡萄糖多产生 2 克分子 ATP。据动物实验证明,静点 1,6-二磷酸果糖可以降低心肌梗死面积,此点仅供参考。

某女,68 岁,心前区憋闷、剧痛、冷汗、四肢厥冷、呼吸困难加重,以急性下壁、正后壁、右室心肌梗死入院。患者有高血压和糖尿病史。入院后收缩压持续低于 100mmHg,血糖达 200mg/dl 以上,心率达100~130 次/分,静点 5%葡萄糖盐水+胰岛素+氯化钾溶液,患者仍有严重胸痛、憋气,于是增加硝酸甘油静滴,剂量增至 30μg/min,血压降至 70/60 mmHg,进而降至50/30mmHg,于是停用硝酸甘油。患者不能平卧而双肺满布湿性啰音,紫绀、大汗、四肢厥冷。于是静脉点滴 706 代血浆+多巴酚丁胺,每 500 毫升液体内加入多巴酚丁胺 100 毫克,血压提升至 80~90/50~60mmHg,心率降到 100~110 次/分。紫绀、四肢厥冷和全身冷汗明显减轻。以后血压上升,脉搏有力,四肢厥冷和紫绀消失。急性心肌梗死合并糖尿病时病死率在 30% 左右。而急性心肌梗死并发心源性休克病死率为 85%~100%。本例家属已做好死亡准备,但奇迹般地恢复了。何也?认真检讨过去的治疗方案,患者为急性下壁、正后壁、右室心肌梗死,本应该采用 706 代血浆或盐水补足血容量,但本例血压较低时还加用硝酸甘油,这是不正确的。急性心肌梗死时,保持血流动力学稳定极为重要。收缩压低于 90 mmHg，就不应该应用硝酸甘油，更不应加用卡托普利。而加用卡托普利后使血压进一步下降，使冠状动脉灌注压进一步降低，收缩期血压低于 90mmHg，心率高于 110 次/分就是静点硝酸甘油的禁忌证。停用硝酸甘油，而适量补充羟乙基淀粉代血浆（706 代血浆），并静点多巴酚丁胺，目的是增加心脏前负荷，增强心肌收缩力，动员顿抑心肌，首先维护血流动力血稳定，静点多巴酚丁胺在治疗右室梗死并发泵衰竭时，作用非常显著。这时候，正如本患者，既有左心功能障碍，又有右心室衰竭，既要按右心室衰竭补足液量，又要用多巴酚丁胺增强左心功能，相得益彰，所以此病人取得明显疗效。急性下壁、正后壁、右室心肌梗死并发泵衰竭应该得利于 706 代血浆和多巴酚丁胺的应用。应该受害硝酸甘油过量应用。对于急性心肌梗死后血容量丢失的病人，适量应用 706 代血浆，保持足够的血容量很重要。多巴胺和多巴酚丁胺对于增强心肌收缩力，维持血流动力学稳定非常为重要。

某女，68 岁，心慌、气短、紫绀、呼吸困难，不进饮食。意识淡漠，患急性广泛前壁心肌梗死已经 20 余天，心前区出现响亮收缩期杂音伴有"猫喘"5 天余，查体：血压 70/50mmHg，紫绀、呼吸困难、脉搏微弱，两肺布满干湿啰音，不能平卧，呼吸 46 次/分。已濒临绝境，2－D 心脏超声发现近心尖部室间隔有直径 2.6cm 的破孔。怎么办？家属强烈要求做介入室间隔封堵术，手术成功了，患者立刻意识清楚，脉搏增强，血压升到 98/70mmHg，患者得救了。得益于室间隔封堵后血流动力学改善。

以上四例说明，急性心肌梗死并发泵衰竭时，治疗应采用不同的治疗策略。

有一点必须强调，治疗急性心肌梗死病人，稳定血流动力学为第一要务。许多病人因大量出汗、恶心、呕吐，长时间禁食水，血容量不足。补足血容量非常重要。多巴胺和多巴酚丁胺是增强心肌收缩力，稳定血流动力学的重要药物，短时间应用，对于挽救重危病人十分重要，长时期应用时可能增加病死率。应用血管扩张剂时，必须收缩压＞90mmHg，最好＞100mmHg，而心率不得高于110次/分。用药过程中血压降低到90mmHg以下，心率＞110次/分时，必须及时停药，并避免滥用硝酸甘油或其他血管扩张剂。

许多医生顾虑急性心肌梗死时液量输入过多，不敢输液，但却滥用硝酸甘油或其他血管扩张剂，使得许多病人血容量不足，发生血压降低，甚至休克，使病情"南辕北辙"，这种现象十分普遍。

医生对病人血容量是否充足判定困难时荷试验。试验前，先监测病人血压和心率，然后将羟乙基淀粉代血浆（706代血浆）50~100毫升在5~10分钟内静脉注射，注射过程中应监测血压和心率。若注射后血压上升，心率下降，呼吸困难和胸闷好转，则证明血容量不足，应该补液；反之，若注射后心率上升，血压下降，肺部啰音增多，呼吸困难加重，则证实血容量过多，液体潴留。这时可用静点硝酸甘油＋多巴酚丁胺＋利尿剂（呋塞米）补救。

孙子兵法云，"知己知彼，百战不殆"，就是讲按着敌我双方不同情况互动。因此，在急性心肌梗死后病情危重、病情多变的情况下，医生必须熟知病情变化，根据不同情况采用不同治疗策略，及时挽救危局，这就叫做"通常达变"。

## 28　急性左心衰竭的抢救，何药力挽狂澜

您可曾见过脱缰野马狂奔？您可曾见过印度洋海啸，惊涛裂岸卷起千堆雪！

急性左心衰竭发作时，真如"狂风暴雨"、"惊涛裂岸"。病人主要表现心、脑、肾脏器缺血的三组临床表现，如突发濒死感，血压狂升或骤降，极度胸闷、憋气，极度呼吸困难，头晕或意识淡漠，极度疲乏等。病情突发时主要体征为肺部淤血和肺水肿的表现，如突发胸闷或呼吸困难，不能平卧，端坐呼吸，这时两肺满布干湿性啰音，咳大量白色或粉红色泡沫样痰，两肺"状如煮粥"。若在慢性心力衰竭的基础上发生，则静脉系统淤血和液体潴留的表现则比以前更明显突现出来。

病人危在旦夕，生命瞬间即逝，谁人可拦"惊马"？何药力挽"狂澜"？曰："良医可拦惊马"，"吗啡力挽狂澜"。举例如下：

某女，80岁，突发胸闷、憋气、恶心、呕吐，以急性前壁心肌梗死住某院，后因严重心力衰竭转入我院。过去有高血压病史，在外院多次突发严重心力衰竭。入院后突现胸闷、憋气、紫绀、呼吸窘迫、烦躁，立即坐起，呼吸达40次/分，两肺满布干湿啰音，咳白色到粉红色泡沫痰，心率70～80次/分，血压达180/100 mmHg，立即给予吗啡3毫克静脉推注，呼吸窘迫迅速改善，烦躁情绪锐减，血压降到160/90 mmHg，马上给予硝普钠静点，自15μg/min增至50μg/min，血压进而降至130/80 mmHg。并同时给予速尿20毫克入壶，血压继续降至120/70 mmHg，患者尿量达

500毫升，两肺啰音明显减少，呼吸窘迫完全缓解，渐能平卧。继续静点硝普钠15μg/min，血压稳定在120/70 mmHg。于是给予患者口服博苏 l.25毫克一天二次，益恒（喹那普利）10毫克一天一次，安体舒通20毫克一天三次，双氢克尿塞25毫克一天一次。患者已能平卧，心率由80次/分逐渐降到40～50次/分，并有频发室性早搏，β受体阻滞剂博苏已不能加量，怎么办？立刻给患者安装DDD起搏器，以后调控为AAI起搏，起搏心率60次/分。并逐渐增加博苏至一天10毫克，血压、心率控制稳定，心力衰竭完全控制稳定。后检查心脏二维超声，患者心腔不大，左室射血分数正常，说明该老人系舒张功能障碍引起心力衰竭。

某男，66岁，以胸闷、憋气、胸痛入院。患者有高血压20年，血压最高达240/120 mmHg，发作性心前区痛半年余，二小时前又发生剧烈胸痛、大汗。过去有多次急性左心衰竭发作史，并有高脂血症，陈旧性脑梗死，陈旧性心肌梗死及肾功能不全病史。入院后查体血压200/100 mmHg，心率100次/分，呼吸32次/分，轻度紫绀。入院后第二天血压上升至240/110 mmHg，心率110次/分，大汗，呼吸窘迫，紫绀加重，两肺干湿性啰音，咳粉红色泡沫痰。急给吗啡5毫克静脉推住，速尿20毫克入壶，硝普钠增至100μg/min，吸氧至6升/分，血压逐渐下降至140/80mmHg，患者症状缓解，并恢复半卧位，双肺啰音减少，患者发作后心肌酶及肌钙蛋白I均明显增高。同时心电图 I、AVL、V4～V6导联ST水平压低3～5mm，AVR导联ST段抬高2～3mm，考虑该患者为非Q波心肌梗死，于是将益恒加至10毫克，一天二次，并给安体舒通20毫克一天一次，双氢克尿塞25毫克一天一次，博苏改为1.25毫克一天一次，以后逐渐加量到10毫克一天二次，才将血压最终稳定在130/80mmHg以下。患者病情稳定，以后检查患者 LVEDD 51mm，LVESD 35mm，左室前壁 16mm，左室后壁 15.7mm，LVEF 58%，符合高血压病心肌肥厚改变，其心力衰竭的直接原因为非 Q 波心肌梗死，基础原因与高血压和左室舒张功能障碍密切相关。

以上两例均系严重高血压、严重心肌缺血和左室舒张功能障碍引起的急性左心衰竭，何药力挽狂澜呢？显然首推吗啡，次推硝普钠，再推 β 受体阻滞剂博苏、ACE 抑制剂益恒（喹那普利）、安体舒通和速尿。这 5～6 种药在迅速降低血压，稳定急性左心衰竭病人呼吸窘迫，迅速缓解并稳定病情方面起到了"力挽狂澜"的作用。

对于急性左心衰竭伴有血压降低的病人应如何处理呢？举例如下：

某女，53 岁，因胸闷、憋气、剧烈胸痛、恶心、呕吐，伴全身冷汗入院。入院后心率达 116 次/分，血压 80/60mmHg，心电图示广泛前壁加下壁心肌梗死伴频发室性早搏，不能平卧，两肺散在干湿性啰音，轻度紫绀，曾在院外给予尿激酶溶栓及静脉点滴肝素治疗，并给予利多卡因、心律平静脉点滴（增加病死率）治疗频发室性早搏。持续静点硝酸甘油，每分钟 10～15μg，血压降低到 60/50mmHg，脉搏微弱，全身冷汗。于是在静滴液中加进多巴胺和多巴酚丁胺，血压上升到 80/60mmHg，急请会诊。转入我院前，首先给予 706 代血浆 100mL 静脉推注 5～10 分钟，血压明显升高到 90/60mmHg，脉搏降低到 100 次/分，转而有力，故知该病人明显存在血容量缺失。于是给予 706 代血浆 500mL＋多巴胺＋多巴酚丁胺静脉点滴，渐渐能平卧，两肺散在干湿性啰音消失，血压进一步上升到 106/80mmHg，病情开始稳定。以后给予卡托普利 6.25 毫克和倍他乐克 6.25 毫克，然后均增到 12.5 毫克一天三次，并给予双氢克尿塞 12.5 毫克一天一次,安体舒通 20 毫克一天一次,入院后第三天心率达到 70~80 次/分,血压升 116/80 mmHg,病情稳定出院。

某男,68 岁,患急性广泛前壁心肌梗死,多源性房性心动过速,心率在 150~180 次/分,房性 P 波有三种以上形态,P-P 间歇绝对不齐,酷似房颤。病人端坐呼吸,呼吸窘迫,紫绀,无脉搏,血压测不到,两肺满布干湿啰音,如沸腾一般,咳白色或粉红色泡沫痰。给予吗啡 3 毫克入壶,无明显改善;给予西地兰 0.2 毫克入壶,未见任何好转;给予速尿 40 毫克入壶,尿量仍无增加,患者处于极度危险中。混乱性心房律对什么药反应良好呢?只有 β 受体阻滞剂和钙拮抗剂异搏定。后者绝对不能在急性心肌梗死时应用。于是,给予患者倍他乐克 6.25 毫克舌下含化(当时无静脉制剂),心率稍减慢,然后 12.5 毫克口服共两次,病人心率降至 100~150 次/分之间,血压上升到 80/60mmHg,两肺啰音明显减少,病情明显好转。于是,次日给予倍他乐克达 25 毫克一天三次,病人心率竟降至 100 次/分左右,血压上升到 110/70mmHg,肺部啰音消失,临床状况稳定,心力衰竭体征全无。于是,倍他乐克改为 50 毫克一天三次,心力衰竭和心律失常完全控制,病人康复出院。

古语道,"有故无损",这个极度危险的急性心肌梗死并发急性左心力衰竭病人,只因诱发因素为多源性房速,心室率极快,孰药可救?抑制多源性房速惟有美托洛尔,最后还是应用美托洛尔(倍他乐克)而获救,在此病例中倍他乐克可谓是"拦惊马,挽狂澜"的灵丹妙药。

急性心肌梗死并发急性左心衰竭的病例也可参照上篇,而并发快速房颤的病例(见心力衰竭并发房性心律失常的处理经验）。

急性心肌梗死并发急性左心衰竭的病人，如果血压低、心率快、脉搏弱、四肢冷、尿量少、口舌干，万万不要忘记血容量缺失。若伴有两肺干湿啰音，不能平卧，则为急性左心衰竭伴有休克。这时应该小心翼翼地进行706代血浆的液体负荷试验，以彻底查明患者有无血容量缺失。然后才可以补充706代血浆，这时一定要加入多巴酚丁胺或多巴胺静脉点滴。这样一来，通过多巴酚丁胺等加强心肌收缩力的作用，两肺啰音可以消失，血压能够进一步上升，病情可以进一步稳定。请注意，短时间应用多巴酚丁胺或多巴胺静脉点滴，不会加重病情，不会增加死亡率。

在上述病例中，"拦惊马，挽狂澜"者非多巴酚丁胺或多巴胺莫属。但是，急性左心衰竭时，"拦惊马，挽狂澜"应该是"一把钥匙，开一把锁"。

## 29 氨力农、米力农——心脏移植前稳定病情的桥梁

上篇急性左心衰竭时多巴酚丁胺或多巴胺"拦惊马，挽狂澜"的惊险画面，仍然历历在目，本篇要讲另一类增强心肌收缩力药物——氨力农、米力农。

治疗急性左心衰竭时，您会发现氨力农、米力农疗效很满意。医生可以暂时应用氨力农、米力农治疗急性心力衰竭或慢性心力衰竭急性加重，并可作为心力衰竭急症时"拦惊马，挽狂澜"的药物，稳定病情，它是晚期难治性心力衰竭过渡到心脏移植的桥梁。

美国心脏学会（ACC）／美国心脏协会（AHA）对于患晚期顽固性心力衰竭的病人，因临床状况恶化频繁住院时建议如下：住院期间，他们通常应该接受正性肌力药物（多巴胺、多巴酚丁胺、米力农）和血管扩张药物（硝酸甘油或硝普钠）治疗，以努力改善心功能，帮助利尿，提高临床稳定性。

因多种情况病人不能断开静脉用药过渡到口服用药时，可能需要留置导管，持续静脉输注多巴酚丁胺或米力农。这种治疗措施通常用于等待心脏移植的病人。但是，这种方法也在院外病人采用。病人虽未考虑心脏移植，但病情严重，不能出院。在所有使病人达到稳定状态的努力接连失败后，才可考虑在家持续输液。因为这种方法可能给家庭和卫生服务机构造成重大负担，并最终增加死亡危险。然而，持续正性肌力药物支持疗法可能提供症状暂时缓解的机会，作为整体治疗计划的一部分，可使病人在家安详死去。持续静脉点滴正性肌力药物支持疗法可允许病人出院。这与间断给予静

脉正性肌力药物疗法是有区别的，后者仅用于已从正性肌力药物支持下成功解脱的病人，仅在需要时短时间应用正性肌力药物。在家或在门诊长时间、定期、间断给予静脉正性肌力药物，效果不佳，即使晚期心力衰竭患者，也不提倡。

以上是美国心脏学会（ACC）/美国心脏协会（AHA）对于患晚期顽固性心力衰竭病人治疗建议中的一段。

应用氨力农、米力农治疗急性心力衰竭或慢性心力衰竭急性加重时，您会发现，最初疗效很满意，但这种疗效不能坚持很长时间。长时间应用时，会发生病情加重。因此，氨力农、米力农可以作为心脏外科术后发生低心排综合征时稳定病情的药物；氨力农、米力农也可以作为晚期顽固性心力衰竭的病人等待心脏移植前稳定病情，然后过渡到心脏移植的桥梁。

晚期顽固性心力衰竭的病人因临床状况恶化频繁住院时，可以短时间应用氨力农、米力农治疗慢性心力衰竭或慢性心力衰竭急性加重，但这种疗法不能坚持长时间应用。

长时间应用发生病情加重时。如何过渡？举例如下：

例1　女，64岁，因胸闷、憋气、呼吸困难、紫绀、不能平卧，以冠心病严重心力衰竭Ⅳ级住进某医院。患者既往曾有劳动后胸闷、胸痛史数年，住院后查体，患者两肺满布干湿啰音、不能平卧、心率100次/分，血压120/70mmHg，心尖部可闻及奔马律，住院后给予硝酸甘油静脉点滴，卡托普利6.25毫克一天三次口服，地高辛0.125毫克一天二次口服，双氢克尿塞25毫克一天三次口服，因心力衰竭治疗不佳，于是改为心先安静点，因疗效不佳又加用氨力农$0.75\mu g/kg$于数分钟内缓慢静脉推注，然后滴速为$6\sim 10\mu g/$（kg·min）持续静点，3～5天内病情明显好转，5天后病情日见加重。患者明显气短、胸闷、呼吸困难、不能平卧，两肺布满湿啰音，明显紫绀。遂急请会诊。结合患者既往有缺血性胸痛病史，考虑患者为缺血性心脏病心力衰竭。因此，停用氨力农等，因这些药是通过增加心肌细胞内cAMP浓度增加心肌收缩力，可能加重病情。接着增加卡托普利用量，由6.25毫克增加至25毫克一天三次，并改用双氢克尿塞为25毫克一天一次，安体舒通20毫克一天三次，仍采用硝酸甘油静点，上述措施并用后病情渐趋稳定。病人渐能平卧，呼吸困难好转。因患者为缺血性心脏病，遂加用倍他乐克6.25毫克一天二次，丽珠欣乐（5-单硝基异山梨醇）20毫克一天三次，患者病情日见稳定，倍他乐克由小剂量逐渐增量至50毫克一天三次，患者病情稳定出院。现病人已存活10余年，身体健康。此病人住院初治疗方案原本正确，坚持治疗，定可收效。但医生"急功近利"，致使病情加重。所幸及时采用血管紧张素转换酶抑制剂和β受体阻滞剂，才挽救患者生命，并长期保持病情稳定。

例2 女，72岁，患者因胸闷、憋气、胸痛、呼吸困难、不能平卧住进某医院。患者既往有陈旧性广泛前壁心肌梗死。住院后查体：血压120/70mmHg，心率120次/分，心尖部奔马律，两肺满布干湿性啰音，不能平卧。腹水征阳性，肝区叩击痛并有下肢浮肿。住院后给予开搏通6.25毫克一天三次，双氢克尿塞25毫克一天三次，并间断应用西地兰和速尿静脉注射，静滴硝酸甘油、心先安，因疗效不佳，以后增加静滴米力农，静滴后患者病情短时间好转，5～6天后心慌气短加重，不能平卧，紫绀，两肺满布干湿性啰音并有濒死感。血压110/70 mmHg，呼吸40次/分，少尿至无尿，肌酐增至200μmol/L，遂急请会诊。患者病情加重，其一是因为广泛前壁陈旧性心肌梗死，已发生心肌重构并有室壁瘤。其二是因为采用米力农所致。遂停用米力农等。改用依那普利5毫克一天二次，双氢克尿塞25毫克一天一次，安体舒通20毫克一天三次，并间断口服速尿片20毫克一天一次，仍用硝酸甘油静点，并给予倍他乐克6.25毫克一天二次，经3～5天后改为12.5毫克一天三次。在初步改善心力衰竭后，倍他乐克改为25毫克一天三次，但患者血压持续较低，维持在90/60 mmHg左右，并有无力、心慌、出汗，于是倍他乐克退回12.5毫克一天三次，嘱患者继续坚持用药。并加用升阳益气、补气养阴、活血化淤的中药，患者渐渐无不适。然后，慢慢增加β受体阻滞剂剂量至50毫克一天三次，患者病情稳定已10余年，仍继续用药。以后患者曾经过三次较大手术，最后一次因肿瘤术后并发症，死于急性肾功能衰竭。

以上两例患者均是缺血性心脏病心力衰竭。医生认为，患晚期顽固性心力衰竭的病人，因临床状况恶化时，可以短时间应用氨力农、米力农治疗慢性心力衰竭急性加重，以便患者病情稳定后，可以过渡到心脏移植。如果病情持续稳定，也可以向缺血性心脏病心力衰竭的常规治疗过渡，不应该长时间坚持应用氨力农、米力农治疗。但是，用药时间稍长，慢性心力衰竭进行性加重就不可收拾了，大多数青年医生不知道如何过渡，介绍上述两例，引以为鉴。

清代名医陈修园在他的《医学三字经》中评价金元四大家之一的张子和时写道，"若子和，主攻破，病中良，勿太过"。这就是讲，医生治病时，中病则已，不要太过，就是好医生。

氨力农口服制剂因导致血小板减少、肝脏损害及胃肠道反应现已停用。而静脉制剂可以用于急性心力衰竭的治疗。在急性心力衰竭时，如心脏外科术后发生低心排综合征，急性心肌损伤导致心源性休克，氨力农和米力农可以作为稳定病情的药物，短时间作为支持性药物应用。用于慢性心力衰竭病人准备心脏移植前的治疗，医生可以短时间应用氨力农、米力农治疗，使慢性心力衰竭急性加重状态得到稳定。因此该类药物可作为心脏移植前稳定病情，然后过渡到心脏移植的桥梁。

慢性心力衰竭时长时间静脉应用氨力农和米力农，已证实确无益处，应属"病马加鞭"的措施，可能使严重心力衰竭晚期病情不是"大治"，而是"大乱"。

## 30 严重心力衰竭时防治心律失常的思考

隋朝末年,国家大乱。隋炀帝腐败无能,群雄并起,盗贼蜂生,于是农民揭竿而起,改朝换代。

唐太宗李世民顺应潮流,建国伊始,内强素质,外树形象,富民强国,创造贞观盛世。于是,四海之内,夜不闭户,路不拾遗。国家由"大乱"走向"大治"。

终末期难治性心力衰竭时特别容易并发心律失常,此正是心脏"内环境紊乱";也就是心力衰竭晚期"心电内乱"。正像君王无能,政治腐败,所以盗贼蜂生,国家内乱也。

治疗之法也应该是"内强素质","标本兼治,以治本为主"。尤其是终末期难治性心力衰竭并发房颤和室性心律失常,它是心力衰竭晚期并发心室重构、心肌衰竭、缺氧、酸中毒、电解质紊乱的结果。

心力衰竭患者并发室性异位搏动非常常见,要不要积极处理?有些医生急于"治标",静脉推注并静脉点滴利多卡因、心律平;口服美西律、心律平、莫雷西嗪等。"急功不能近利"。我的意见是:1. 不处理;2. 慢处理;3. 从根本上处理。

对少数几个早搏,根本不予处理,这是"不处理"。但要根据患者有无低氧、低钾、低镁,积极处理低钾、低镁。若血钾较低时,如低于3.5mmol/L,则予以补钾、补镁。一般说来,长期规则服用螺内酯比补钾、补镁更有效。应用螺内酯使血钾水平保持在4.0~5.0mmol/L之间,比治疗心律失常本身更重要。

同时,针对心力衰竭的病因从根本上予以治疗,这是"治本"的措施。如高血压心脏病,必须长期有效地控制血压;心脏瓣膜病必须置换病变瓣膜;甲状腺机能亢进心脏病心力衰竭并发心律失常，如房颤、房扑、室上速时，必须彻底治疗甲状腺机能亢进，控制甲状腺机能亢进后就能控制房颤、房扑。如有严重心肌缺血，则改善心肌缺血最重要。重用他汀类降脂药、β－受体阻滞剂、ACE抑制剂、醛固酮受体拮抗剂等，不但对控制心肌缺血和心力衰竭、改善心室重构有利，而且对预防和治疗心律失常同样有利。

β受体阻滞剂逐渐加量，直至靶剂量，如倍他乐克150～200毫克/天，博苏10毫克/天，卡维地洛50毫克/天，缓慢增量，这是"慢处理"。

针对心力衰竭的病因，如对冠心病和高血压从根本上予以治疗，这是治本的措施，是"从根本上处理"。

心力衰竭晚期并发室性心律失常，我的处理方法是补钾、补镁，尽量采用β受体阻滞剂、ACE抑制剂和醛固酮受体拮抗剂治疗，控制心力衰竭，改善心室重构。保持血钾、血镁比中等水平高一点，如血钾保持4.0～5.0mmol/L，心律失常就会明显减少或得到控制。我的经验是重用螺内酯治疗，证实可明显减少心律失常的发生。不用抗心律失常药，胜过应用抗心律失常药。这种经验已由大型临床试验RALES试验得到证实。

心力衰竭晚期并发室速时何药最有效？我的经验是，若能应用β受体阻滞剂，将β受体阻滞剂加大到靶剂量，如CIBIS－Ⅱ试验中，比索洛尔用至10毫克/天。MERIT－HF试验中倍他乐克控释片用至200毫克/天。COPERNICUS试验中，卡维地洛用至50毫克/天。这些试验都证实β受体阻滞剂减少心脏猝死40%以上。其主要机制就是β受体阻滞有着显著抗心律失常作用。

我曾经治疗20余例室速患者，其中有些病例有严重心力衰竭，采用大剂量美托洛尔治疗，至今长期存活。如一例肥厚梗阻型心肌病患者，10年前因心力衰竭、三度房室传导阻滞安装双腔 DDD 型起搏器,安装后心前区杂音明显减轻,心力衰竭立即好转,数年后肥厚的室间隔及左室心肌肥厚程度明显减轻,2 年前患者出现心腔扩大,心功能Ⅲ～Ⅳ级并有反复发作的持续室速和晕厥、心悸、胸闷和心力衰竭表现。加用血管紧张素转换酶抑制剂、利尿剂和大剂量 β 受体阻滞剂倍他乐克治疗后,心力衰竭明显好转,室速控制。

严重心力衰竭晚期,应用洋地黄的患者更易出现心律失常,其心律失常的发生可能既与心肌病变有关,也与洋地黄中毒有关。洋地黄中毒心律失常特点为多样性、易变性。洋地黄中毒时可出现各种各样心律失常,并且变化迅速。具有特征性者为房速伴 2∶1 房室传导阻滞,往往提示低钾;双向型心动过速,往往提示心室内存在交替的传导途径;房颤伴Ⅱ度或Ⅲ度房室传导阻滞,心室波形呈整齐的交界区心律或室性自主心律,短阵出现或呈持续性,提示洋地黄中毒。心力衰竭患者应用洋地黄时出现多样化、易变性心律失常,即应警惕洋地黄中毒。虽然多数需要停用洋地黄并补钾、补镁。但是,采用 ACE 抑制剂、β 受体阻滞剂和醛固酮受体拮抗剂改善心室重构,改善心肌的生物学性能,并应用足够剂量的螺内酯使血钾保持在 4.0～5.0mmol/L 之间,并改用低剂量的洋地黄,洋地黄中毒可以避免。

心力衰竭发生严重心律失常时,胺碘酮是最受青睐的药物。但是,这终究是"治标"的措施。心力衰竭患者并发单形室速和多形室速时,往往表示病情极为严重。心力衰竭伴有室速、室颤及其他严重室性心律失常时,如当时血流动力学严重受累,病情严重不稳定,应尽快采用电复律,并用静脉胺碘酮维持治疗。如当时血流动力学稳定,可用胺碘酮(可达龙)静脉注射进行药物复律,并用胺碘酮维持治疗。胺碘酮静脉注射用法如下:胺碘酮 3～5 毫克/公斤(150 毫克)加入 5％葡萄糖中静脉推注 10 分钟(以 15 毫克/分速度静脉注射），静注过快可致严重低血压，然后以 1.0 毫克/分维持静脉滴注 6 小时，继之以 0.5 毫克/分静滴 24～48 小时。一般每天总量不超过 1200 毫克。若静脉推注后心律失常未得到控制，则在 10～30 分钟后可重新静脉推注 150 毫克。我国胺碘酮口服剂量较小，一般推荐 0.2 克一天三次，共 5～7 天。然后 0.2 克一天二次，共 5～7 天。由于剂量偏小，发生肺间质纤维化、肝脏损害、甲状腺机能异常者很少。胺碘酮在心力衰竭患者中应用，并无明显负性肌力作用，有些作者甚至认为可有一定程度的正性肌力作用。

因此，对于严重心力衰竭并发心律失常的治疗，重点推荐应用 β 受体阻滞剂、ACE 抑制剂和醛固酮受体拮抗剂治疗。这些防治措施不仅对于控制心力衰竭、改善心室重构、改善心肌的生物学性能有效，而且对于保持血钾、血镁在适度偏高水平有效，如血钾保持 4.0～5.0mmol/L，即对维持病人病情的稳定性非常重要。这样一来，即可创造心脏的"和谐环境"，心律失常就会明显减少或得到控制。

我处理终末期心力衰竭并发心律失常的经验依然是，"急则治其标，缓则治其本"，"标本兼治，以治本为主"。急则补钾、补镁，可以应用胺碘酮。缓则尽量采用 β 受体阻滞剂、ACE 抑制剂和醛固酮受体拮抗剂螺内酯治疗，改善心室重构，保持血钾、血镁比中等水平稍高一点，这样，心律失常就会明显得到有效防治。

应用 β 受体阻滞剂防治心力衰竭并发心律失常的经验已由大型临床试验 CIBIS－II，MERIT－HF，RALES 试验等得到证实，证明可明显减少心脏猝死，减少心律失常的发生率，降低死亡率。

孙子兵法云："不战而屈人之兵，善之善者也"，不用抗心律失常药，有效防治心力衰竭并发心律失常，是最高的策略，胜过应用抗心律失常药。

## 31 心力衰竭并发房性心律失常的处理经验

严重心力衰竭时特别容易并发房性心律失常，这是心脏"内环境紊乱"的结果，是心力衰竭晚期"心电内乱"所致。

严重心力衰竭时经常并发的房性心律失常，包括心房颤动、心房扑动、混乱性心房律等。这三种快速心律失常统称为房性心律失常。

为什么容易发生房性心律失常呢？这是由于心房扩大，心房机械重构和电重构所致；是由于心力衰竭时使左房和右房淤血、容量和压力增高所致；同时，使心室受损的病因，同样会累及心房，如心肌缺血、心肌炎、某些心肌病等。另外心力衰竭时电解质紊乱，如低钾、低镁、缺氧、酸中毒，均是导致房性心律失常的病因。这就是心脏"内环境紊乱"。

心力衰竭时最常并发房颤，约占10%～30%。当房颤发生时，心室率在70～90次/分，病人血液动力学稳定，这时只需采用华法令抗凝，保持INR2.0～3.0，以使病人血栓栓塞可能性尽可能降低。房颤使中风的发生率增加5～7倍，当并发心脏瓣膜病时，中风的发生率增加17倍。因此，若病人发生房颤时，这时应该采用华法令抗凝。

国外AFFIRM试验，包括4000例以上的病例，已经证实，对比控制心律（即恢复窦性心律）和控制心室率（即房颤时控制心率在100/分以下）对于房颤患者病死率的影响，发现两者并无差别。甚至仅仅控制心室率至100次/分以下并加华法令抗凝，对于防止中风和降低病死率还稍显优势，但未达到有统计学差异。

因此，用β受体阻滞剂等控制心室率加华法令抗凝治疗的策略与恢复窦性心律的策略，均可作为严重心力衰竭并发心房颤动时的治疗选择。然而，对于初发房颤患者，应该给予一次将房颤恢复为窦性心律的机会。

若严重心力衰竭并发心房颤动时，病人心室率在100/分以上，尤其在150次/分以上时，由于心室率极快，心室充盈期缩短，对心脏充盈功能影响极大。这时应该给予洋地黄制剂西地兰0.4～0.6毫克，静脉点滴壶内加入，以迅速使房颤时心室率降低至100次/分以下。西地兰可降低安静时的心室率，而对于控制运动状态下的心室率，则需给予β受体阻滞剂或钙拮抗剂。对于心力衰竭并发快速房颤，心室率极快时，在确定无洋地黄应用过量，并且肾功能无异常时，可给予西地兰0.4～0.6毫克，加入静脉点滴壶内，可在0.5～1.0小时内迅速将心室率控制至100次/分以内，病情会迅速改善。在心力衰竭伴快速房颤时，医生应用西地兰不会有不安全感。

若有肾功能异常，并且从未用过洋地黄时，也可用小剂量西地兰0.2毫克入静脉点滴壶内，以迅速使房颤时心室率降低。对于控制快速心室率，虽然钙拮抗剂异搏定同样有效，但是因为该药抑制心脏功能，有负性肌力作用，对心力衰竭病人的生存率有不良影响。因此，不推荐用于严重心力衰竭伴快速房颤时控制心率。而β受体阻滞剂和钙拮抗剂地尔硫卓（合贝爽）既可抑制安静状况下快速房颤时的心室反应，也可抑制运动状态下房颤时的心室反应。并且提高心力衰竭病人的生命质量和生活质量。因此心力衰竭伴快速房颤心室率极快时，可以将西地兰和β受体阻滞剂或钙拮抗剂地尔硫卓（合贝爽）一起应用。可谓"文武并用，垂拱而治"。

举例如下：

某女，88岁，患有高血压多年，气短、呼吸困难，不能平卧反复发作5年余，发作时血压高达170～200/70～100mmHg。快速房颤时心率达150～180次/分。这时患者立即出现呼吸困难、端坐呼吸、不能平卧，两肺立即出现大量干湿性啰音。这时立即给予吗啡3毫克静脉滴入，患者立刻镇静，呼吸困难好转。同时给予患者硝普钠静脉滴入，从15ug/min开始，逐渐增量到达50ug/min，血压降到120～140/60～70mmHg。同时给予小剂量β受体阻滞剂倍他乐克6.25毫克口服，血压降低后给予西地兰0.4毫克＋速尿20毫克静脉滴入，心率降至100～130/分，患者渐渐能平卧，两肺呼吸音清晰。于是给予倍他乐克12.5～25毫克口服，一天三次，心率降到100/分以下。并给予卡托普利25毫克一天三次，双氢克尿塞25毫克一天一次，螺内酯20毫克一天二次，血压进而降到110～120/70～80mmHg，心率降到70～90次/分，患者病情完全控制。以后患者用相似方案加减治疗，已5年余。高血压、房颤和心力衰竭控制良好。该患者现在已90余岁高龄，经2－D心脏超声检查，患者左心室不大，左室射血分数正常，属于高龄患者的舒张性心力衰竭。这种情况尤其多见于老年、高血压女性患者。

房颤可使心输出量较窦性心律时减低15%～35%，尤其是心室率极快＞150次/分时。这时可用西地兰0.4～0.6毫克加入5%葡萄糖中静推5分钟，结合应用β受体阻滞剂，可在半小时至1小时内迅速将心室率控制在100次/分以内，这时可迅速缓解患者的呼吸窘迫、胸闷、憋气，并使肺部啰音、紫绀和端坐呼吸迅速得到控制。

若平时无心力衰竭表现，仅仅因为快速房颤诱发心力衰竭时，这时可用合贝爽10毫克加入5%葡萄糖中静注5分钟，可使心房颤动时快速心室率减低30次/分左右，也可使病情迅速得到控制。同样，给予美托洛尔静注或口服既可控制静息时心室率，也可控制运动情况下的心室率，并取得显著疗效。同时，控制快速心室反应后，仍需用华法令控制血栓栓塞并发症，采用洋地黄和β受体阻滞剂控制房颤时的快速心室率，效果良好。

房颤时长期持续保持极度快速的心室率，可能造成心脏扩大和心室重构，形成心动过速性心肌病。对于这些病人，将房颤、房扑转律为窦性心律，可能对于心力衰竭和大心脏的恢复十分重要。现举例如下：

某女，40岁，患房扑、房颤10年余，曾到国内十余家医院诊治，未给予复律，心室率达130～180次/分，心慌、气短、不能平卧，两肺布满湿啰音，肝大有叩击痛，下肢浮肿，颈静脉轻度怒张。2－D心脏超声显示左房42mm，左室LVEDD62mm，LVESD50mm，LVEF38%，右房35mm，右室40mm，为扩张型心肌病样改变。给予患者双氢克尿塞25毫克一天一次，安体舒通20毫克一天二次，地高辛0.25毫克一天一次，病情好转，可平卧，心率控制至120～150次/分。于是给予患者口服胺碘酮0.2克一天三次，口服10天后，患者病情仍然稳定，血钾、钠、氯均正常，于是给予电复律，成功恢复为窦性心律。以后改为口服胺碘酮0.2克一天一次，持续维持窦性心律，心率在60～80次/分之间。3个月后复诊，患者心脏恢复正常大小，LVEDD50mm，LVESD38mm，LVEF55%。考虑本例应属快速房颤、房扑引发的心动过速性心肌病。现在患者每周仅服胺碘酮0.2克共两次，仍然维持窦性心律，房扑、房颤已十余年未复发，患者心脏恢复正常大小。

紊乱性心房律，即多源性房速，尤其常见于肺部炎症和慢性阻塞性肺病患者。也会在心力衰竭时出现，如何处理？急性心肌梗死严重心力衰竭并发多源性房速时，最精彩病例的处理经验（见急性左心衰竭的抢救，何药力挽狂澜）。另外，慢性阻塞性肺病伴心力衰竭时的处理，举例如下：

某男，65岁，因心悸、胸闷、憋气、呼吸困难、不能平卧入院。病人有陈旧性结核，已经广泛纤维硬结钙化。入院后查体发现，血压110/70mmHg，肺动脉瓣区第二心音亢进，心室律在110～140次/分，房性P波有三种以上形态，P-P间歇绝对不齐，为快速紊乱性心房律，即多源性房速，酷似房颤。此种心律失常特别常见于慢性阻塞性肺病患者。此患者除上述的肺广泛纤维硬结钙化外，有严重肺气肿，属于典型的慢性阻塞性肺病。患者因心动过速诱发心力衰竭，不能平卧，端坐呼吸，呼吸窘迫，两肺布满干湿性啰音。不能平卧和端坐呼吸，则说明患者有左心力衰竭。于是，给予西地兰0.2毫克入壶，病人未见好转；给予速尿20毫克入壶，也未见好转；一时间对于患者的处理举棋不定。混乱性心房律对什么药反应良好呢？据文献报道，只有β受体阻滞剂和钙拮抗剂异搏定有效。后者虽能在慢性阻塞性肺病时用药，但是不能用于心力衰竭患者。于是，给予患者倍他乐克6.25毫克一天两次，患者反应良好，然后12.5毫克一天二次口服，病人竟然恢复了窦性心律，明显好转。于是，给予倍他乐克达25毫克一天二次口服，病人心率降至70～80次/分左右，血压上升，肺部啰音消失，临床状况稳定。心力衰竭和心律失常完全控制，病人康复出院。

请注意，急性左心室衰竭伴发多源性房速，心室率极快时，才能考虑采用β受体阻滞剂治疗急性严重心力衰竭伴多源性房速，即紊乱性心房律；但不能把β受体阻滞剂作为急性心力衰竭伴发其它情况时的抢救措施，这是β受体阻滞剂的用药禁忌证。

俗语道"快刀斩乱麻"，这种极难捉摸的多源性房速，心室率极快并发急性左心衰竭的病人，只因诱发因素为多源性房速，心室率极快，孰药可救？抑制多源性房速惟有美托洛尔和异搏定。最后还是用美托洛尔（倍他乐克）使患者获救。

　　再次强调如下：除非急性左心衰竭伴有多源性房速和快速房颤，心室率极快，否则绝对不能应用β受体阻滞剂抢救严重急性心力衰竭，也不能盲目应用β受体阻滞剂治疗快速房颤和多源性房速之外的其他快速心律失常；也绝对不能采用β受体阻滞剂治疗急性心肌梗死并发严重急性心力衰竭；尤其不能采用β受体阻滞剂作为急性心力衰竭的抢救措施，这是β受体阻滞剂的用药禁忌证。

　　中国有句谚语叫"投鼠忌器"，是讲用石块投掷老鼠时，一定注意不要砸碎您家的大花瓶。在治疗严重急性心力衰竭伴房性快速心律失常时，一定注意，不要损害您的"心脏内环境"。即您所选用的治疗措施必须保护心脏，降低死亡率。暂时应用有效，长期应用有害的治疗措施绝不应该应用。在所有治疗心力衰竭并发房性心律失常的治疗措施中，β受体阻滞剂是能够做到"投鼠忌器"的最佳选择。

## 32 心力衰竭患者并发室性心律失常和心脏猝死的防治策略

有一句西方谚语与"投鼠忌器"意义相似,叫做"住在玻璃房子里玩弄石头,是再危险不过了"。

年轻医生处理慢性心力衰竭并发严重室性心律失常时,就像"住在玻璃房子里玩弄石头"一样胆战心惊。这种病人犹如"冰山将塌,航船将覆,风雨飘摇,大厦将倾"一样,具有发生心脏猝死的高度危险性。

大厦和冰山坍塌之前可能外表依然雄伟壮观,心脏猝死的发生与此相似。患者心力衰竭可能并不严重,多为NYHA分级Ⅱ级和Ⅲ级心力衰竭;心力衰竭病因并不可怕,多为缺血性心脏病和扩张型心肌病,猝死的发生是"平地一声雷",可能与室性心律失常发生并不相关。

慢性心力衰竭的患者均会发生频发的和复杂的室性心律失常,并且约50%~70%的心力衰竭患者患有阵发性非持续性室速,即短阵(室性早搏连发>3~5个)的室速。因此学术界曾设想,抑制心肌梗死后的室性心律失常,会减少心脏猝死。于是,应用抑制室性心律失常最为有效的药物英卡胺、氟卡胺和莫雷西嗪,抑制心肌梗死后室性早搏和短阵室速,这些患者左室射血分数<55%。先导试验证实,这些药物抑制室性心律失常非常有效。然而,随后的随机双盲对照试验——CAST试验的结果证实,采用英卡胺、氟卡胺治疗使心血管死亡人数增加到对照组的3.6倍(4.5%比1.2%,相对危险度RR为3.6,95%可信区间1.7~8.5)。全病因死亡率增加到对照组的2.5倍(死亡率为7.7%比3.0%,相对危险度RR为2.5,95%可信区间为1.6~4.5)。采用莫雷西

嗪治疗时，更是出人意料，在初始的 2 周试验中，莫雷西嗪组 17 例死亡（2.3%），而安慰剂组仅 3 例死亡（0.3%），（相对危险度为 5.6，95% 可信区间为 1.7～19.1）。也就是说，莫雷西嗪使死亡率增加到安慰剂对照组的 5.6 倍。另外，莫雷西嗪组不良反应也多见。因此，试验提前终止。

以上试验说明，对于心肌梗死后心脏收缩功能较低，并伴有频发室性心律失常的患者，采用英卡胺、氟卡胺和莫雷西嗪治疗，并未降低死亡率及心脏猝死。因此，对于心肌梗死后心脏收缩功能降低并且伴有频发室性心律失常的患者，抗心律失常药物治疗时必须考虑该药物治疗对死亡率的影响，一定要"投鼠忌器"。

现有研究证据提示，心力衰竭病人猝死通常不是由短阵室速向长阵持续性室速演变造成的，而是由于基础心脏病造成的心肌缺血、缓慢心律失常或电-机械分离所致。即"大厦坍塌"是由于心脏本身内在缺陷所致，是心脏的"豆腐渣工程"所致。

尽管有这些发现，许多医生仍然认为，在晚期心力衰竭患者，非持续性室速在猝死发生中扮演重要角色，并主张选用抗心律失常药物抑制它。像 CAST 试验一样，虽然，这些药物抑制室性心律失常有效，但并未使猝死发生率下降。并且许多药物因有负性肌力作用，并有致心律失常作用，甚至使心力衰竭加重，心律失常加重，死亡率增加。这就是"抽刀断流，水更流"，"借酒消愁，愁更愁"。这种危险性在应用下列药物时，就会使危险性更为增加，如 IA 抗心律失常药物奎尼丁、普鲁卡因胺；IB 类抗心律失常药物莫雷西嗪；IC 抗心律失常药物氟卡胺，英卡胺；Ⅲ 类抗心律失常药物 D-索他洛尔等。

在严重心力衰竭伴有室性心律失常的患者，医生不应再努力采用动态心电图寻找室性心律失常的证据，因为，这些患者室性心律失常、短阵室速是太常见了。并且，不应采用上面所列药物试图消灭这些心律失常。现有大型临床试验证据提供的处理策略如下：

1. **β受体阻滞剂治疗** 已有大型临床试验 CIBIS－Ⅱ、MERIT－HF 采用比索洛尔、美托洛尔治疗可使严重心力衰竭患者心脏猝死发生率下降 42%～45%（见航程和灯塔，以及心力衰竭治疗中的 β 受体阻滞剂家族）。因此，心力衰竭病人应该常规采用美托洛尔、比索洛尔、卡维地洛等已证明抗心力衰竭有效的药物治疗。这些药物开始时需要应用小剂量，并逐渐增量，直达靶剂量或最大耐受剂量（见 β 受体阻滞剂治疗慢性心力衰竭——"孩子抱牛"疗法）。

2. **胺碘酮治疗** 它是Ⅲ类抗心律失常药，它与其他Ⅲ类抗心律失常药不同，具有抗心脏交感神经作用。在一项随机开放对照试验中，胺碘酮治疗显著降低死亡的危险。而在另一个随机双盲对照试验中，胺碘酮却对全病因死亡率，死亡和住院的联合风险几乎没有影响。十分有趣的是，治疗的益处可能主要不在于抗心律失常作用，该药有可能提高心脏射血分数，减少心力衰竭恶化的危险。其益处的不确定性，再加已知的毒性，更使它在心力衰竭治疗中的地位"扑朔迷离"。目前，可以这样认为，胺碘酮单用或与 β 受体阻滞剂、植入式心脏转复除颤器（ICD）合用，对于抑制致死性室性心律失常的复发可能有效。这些临床情况包括病人有猝死、室颤、持续性室速或血流动力学不稳定的室速病史，这时，可用胺碘酮合用 β 受体阻滞剂＋ICD 治疗。

3. **ICD 治疗** 虽然植入 ICD 已证明可在心脏骤停的幸存者中减少死亡率，但对猝死的初级预防作用不详。在冠心病伴有心功能不全，射血分数减低的患者，若发现非持续性室速，并且电生理检查可以诱发室速时，采用抗心律失常药物的治疗效果不如植入 ICD。但是，这些结果不能外延到心力衰竭的普通人群，说明常规安装 ICD 的合理性。

最后强调，使用 ICD 的目的主要是预防心脏猝死。它单用或与 β 受体阻滞剂、胺碘酮合用，在有猝死、持续性室速或血流动力学不稳定的室速或室颤病人中预防心脏猝死的发生。

上述策略可以归结到一点，心力衰竭时预防室性心律失常和心脏猝死，重用 β 受体阻滞剂是最简单、最有效、最实用、最廉价、最适合基层推广和应用，最受老百姓欢迎，最能延年益寿，最能显示医生的才能和智慧的药物治疗策略。

下面举两个病例如下：

某男，51 岁，憋气、胸闷，不能平卧入院。患者劳动时胸闷、憋气，发现心脏杂音 30 余年，近 5 天心慌、气短加重，不能平卧，两肺干湿啰音，颈静脉怒张，肝大，轻度黄疸，心电图示二度二型房室传导阻滞。心脏彩超发现患者室间隔基底部厚达 20mm，左室后壁 12mm，左心室不大，射血分数正常，有明显二尖瓣收缩期前向运动（SAM）现象，证实本例为肥厚梗阻型心肌病。追问病史，该患者有肥厚心肌病家族史，于是安装 DDD 起搏器，心室率由 30～40 次/分，立刻升至 70～80 次/分，未用任何利尿剂，患者立刻心脏功能改善，当天排尿 5000～6000 毫升，可平卧，并迅速下床活动。安装 DDD 起搏器后，室间隔逐渐减薄，2 年后降至 15mm。以后患者频发晕厥，发现为持续性阵发性室速，于是给予患者服用倍他乐克 25 毫克一天三次，以后增至 50 毫克一天三次，胺碘酮 0.2 克一天一次，渐减至 0.2 克隔一天一次至每周两次，患者晕厥和室速从未发作。10 余年以后患者室间隔减薄至 12mm 以内，SAM 现象消失，心前区杂音消失，运动能力与常人无异。

某男，64 岁，因冠心病心绞痛，广泛前壁心肌梗死曾在北京某医院做冠心病介入治疗（PTCA＋支架）。介入治疗后患者仍有心绞痛发作，并发现心尖部室壁瘤，于是继续冠状动脉造影，发现支架内再狭窄，于是行主动脉-冠状动脉旁路术＋室壁瘤切除术。术后发现患者反复晕厥发作，心电图呈持续性室速，于是回内科继续治疗，安装ICD。安装ICD后曾晕厥数次，ICD转复成功，ICD放电时有"触电样"恐惧感，于是到我院求治。患者活动时有心慌气短，夜间可高枕卧位，两肺少许干啰音，肝区轻度叩击痛，颈静脉轻度怒张，叩诊心界扩大。2—D心脏超声显示，左心室舒张期末内径（LVEDD）66mm，左心室收缩期末内径（LVESD）55mm，左心室射血分数（LVEF）30%。患者住院时曾用小剂量倍他乐克12.5毫克一天二次，并用胺碘酮0.2克一天一次，因心动过缓，于是将ICD的心房起搏频率调至60次/分，逐渐增加倍他乐克剂量至50毫克一天二次，直至50毫克一天三次，患者再无晕厥（即室速发作）发作。另外给患者口服螺内酯20毫克一天二次，双氢克尿塞12.5毫克一天一次，因患者血压较低，仅用培垛普利2毫克一天一次。治疗半年后患者LVEDD缩小至60mm，LVESD缩至48mm，LVEF升至40%，患者状态良好。再无晕厥发作（即室速发作）。

已有文献证明，螺内酯明显减少非缺血性心肌病患者室性心律失常的发生率。因此，在抗室性心律失常和心脏猝死时，采用小剂量螺内酯单独或与ACE抑制剂合用治疗，保持血钾水平在4.0～5.0mmol/L之间，对于保证生命安全，防止室性心律失常和猝死至关重要（见心力衰竭病人最适宜的血钾水平是多少）。

慢性心力衰竭时发生室性心律失常和心脏猝死的基础，实质上是左室重构后的左室收缩和舒张功能障碍。β受体阻滞剂、ACE抑制剂和醛固酮受体拮抗剂螺内酯可能对改善左室重构是至关重要的药物。由于心室重构的改善，室性心律失常和猝死的危险性大为降低。

特别值得强调的是，采用β受体阻滞剂治疗可使严重心力衰竭患者心脏猝死发生率下降45%（见"航程和灯塔"，"心力衰竭治疗中的β受体阻滞剂家族"）。ACE抑制剂和小剂量醛固酮受体拮抗剂螺内酯在重症心力衰竭患者中应用明显减低全病因病死率30%，减少心血管病死率31%，减少心力衰竭加重住院36%（RALES试验），并减少严重心律失常致死。

因此，慢性心力衰竭时并发室性心律失常和心脏猝死是可防可治的。β受体阻滞剂、ACE抑制剂和醛固酮受体拮抗剂螺内酯可以改善左室重构，是构建"心脏电稳定"的至关重要的药物，由于心室重构的改善，室性心律失常和猝死的危险性即大为降低。

"投鼠忌器"和"住在玻璃房子里玩弄石头，是再危险不过了"是两句有名的中西谚语，采用药物治疗严重心力衰竭伴有室性心律失常的患者，一定要牢牢记住这两句有名的中西谚语。做到既要构建"心脏和谐的内环境"，也要抑制室性心律失常，减少心脏猝死。

这就是"既要住在玻璃房子里，又要避免玩弄石头"，"既要投鼠，更要忌器"。必须使这两者和谐统一，才是最聪明的选择。

## 33 起搏器在心力衰竭和心律失常治疗中的作用

最近对于心脏同步起搏（CRT）治疗充血性心力衰竭，多中心临床试验的结果已经公布，双心室同步起搏治疗慢性心力衰竭有效。美国 ACC/AHA/NASPE 共同制定的心脏起搏临床应用指南中，已正式将双心室同步起搏列为起搏器治疗心力衰竭的适应证。

双心室同步起搏治疗慢性心力衰竭适应证为：①NYHA 分级Ⅲ、Ⅳ级心力衰竭；②伴有心室内传导阻滞，QRS 波宽达 130ms 以上；③左心室舒张期末内径＞55mm；LVEF＜35%。双心室同步起搏价格昂贵，不易推广。

对于其他起搏方式是否有效？现介绍起搏治疗慢性心力衰竭的 5 例如下：

例1 某男，61岁，心慌、气短、乏力20年，不能平卧、憋气、颈静脉怒张3天入院。入院后查体：血压 110/70mmHg，心率 25～30 次/分，肝大、叩击痛，双下肢轻度浮肿，两肺布满干湿性啰音，心尖部有Ⅲ～Ⅳ级收缩期杂音，心电图示患者为二度二型房室传导阻滞和三度房室传导阻滞，心脏 B 超发现患者为肥厚梗阻型心肌病，室间隔厚度为 20mm，左室后壁 12mm，并有二尖瓣前叶收缩期前向运动（SAM）。于是，安装双腔 DDD 起搏器。安装起搏器后，患者当时利尿约 5000～6000 毫升，水肿全消，很快能下床活动，两肺啰音、紫绀等立即消失。患者反映说："立即好转"。患者起搏器安装两年后，复查 B 超显示室间隔已减至 14mm，左室后壁减为 10mm，SAM 现象消失。

10年后室间隔已减至12mm,为正常厚度。自安装起搏器后心力衰竭消失,患者恢复正常心功能。此患者心力衰竭主要为Ⅱ°、Ⅲ°房室传导阻滞所致,故安装DDD起搏器后使心率恢复正常,同时DDD起搏改变了心室激动顺序,使SAM现象消失,使左室流出道梗阻消失,这些都促进了心功能恢复。目前,这种起搏方式已被学术界公认为治疗肥厚梗阻型心肌病的一种起搏模型,为DDD起搏的适应证之一。

例2 某男,75岁,心悸10年,心慌、气短、憋气2年余。患者为家族性窦房结病,自幼窦性心动过缓,10余年前出现心房颤动后心率加快,有心悸感,2年前房颤消失,变为结性心律,心率仅20~30次/分,于是患者明显气短、憋气、胸闷,全身水肿,两肺布满干湿性啰音。自用中药补中益气汤、生脉饮、理中汤以及西药多巴胺、多巴酚丁胺等治疗2年余,心力衰竭仍未纠正。于是决定安装起搏器治疗。安装VVI起搏器后当天,利尿达5000~8000毫升,浮肿几乎全消,可以平卧,憋气,胸闷全无,可正常活动。安装起搏器后半年,患者又出现房颤或房颤与起搏心律交替出现,已随访多年,心功能显著改善。

例3 某男,88岁,心慌、胸闷、气短一年余。1年多来患者感到胸闷、憋气,需枕高枕,心电图为二度二型房室传导阻滞,心率30~40次/分,血压118/60mmHg。患者两肺有少量干湿性啰音,两下肢水肿,患者并有前列腺肥大,轻度肾功能不良,BUN14mmol/L,肌酐170μmol/L,患者及家属顾虑年龄大,一直拒绝安装起搏器。后来家属见到其他病人安装起搏器后状况良好,于是准备安装一台VVI起搏器。其实,该病人无论从经济状况还是临床需要均符合安装 DDD 双腔起搏器的条件。安装起搏器后当天患者尿量达 3000～4000 毫升,3 天后,水肿全消,可平卧,再次复查肾功能,肾功能不良大为改观,几天后肌酐和尿素氮增高也消失了。BUN 已降至 7.0mmol/L 以内,肌酐已降至 76μmol/L。病人心脏功能及身体状况恢复良好。

例 4 某男,54 岁,为例 1 之弟,心慌、气短、胸闷、憋气十余年,不能平卧 3 年,心电图为房颤律,心率达 30～40 次/分,面部静脉及颈静脉高度怒张,似"海蛇头"。呼吸困难呈端坐位,大量腹水,腹部膨隆如鼓,下肢水肿,阴囊肿大如茄子,下肢及阴囊流淌渗液。生化检查总蛋白低于 60g/L,白蛋白低于 30g/L,黄疸。超声检查显示,肥厚梗阻型心肌病已向扩张性心肌病转化,LVEDD 已达 68mm。能否救活?没有把握。因患者家境贫穷,于是先给患者安装 VVI 临时心脏起搏器,起搏心率调至 80bpm。并给予依那普利、螺内酯及呋塞米、双氢克尿塞口服。并给予 706 代血浆 250 毫升＋多巴酚丁胺 40 毫克＋速尿 40 毫克静点。患者迅速感到轻松,一昼夜利尿 3000 毫升,发亮的下肢及阴囊立即变皱,腹部轻松变软,又连用静滴 706 代血浆两次,患者迅速好转。患者因经济紧张,自带临时起搏器回家。一月后患者再次住院,水肿全消,能平卧,可下床活动,于是将临时心脏起搏器更换为永久 VVI 心脏起搏器,继续应用大剂量螺内酯、ACE 抑制剂、双氢克尿塞,患者可平卧,劳动能力大为改善,心脏缩小,胸闷、憋气消失。

以上四例均是因心动过缓造成心力衰竭,安装起搏器后因提高心率取得显著疗效。但是,治疗心力衰竭最终要靠药物。

另外,有十余例安装起搏器后的病人,通过调整不同的 P-R 间期(即起搏器 A-V 延迟),并未发现 100ms 的短 A-V

延迟可以改善心功能。

心力衰竭的病人如果存在完全性左束支传导阻滞,可以安装双心室同步起搏的三腔起搏器,两支心室电极分别放在右室心尖部和心大静脉内,这样,可使这两支电极组成一对阴阳极,使左右心室同时激动,或使室间隔同时激动,这样可克服左室激动滞后于右室的情况。

现有资料表明,如果病人需要起搏器起搏治疗时,将电极放置于右室流出道,最好放置于希氏束附近,较右室心尖部起搏明显增加心输出量约20%。这是安装起搏器治疗心力衰竭应予注意的问题。在希氏束附近安装起搏器电极,主要问题是电极如何固定,一般要采取主动固定电极,电极头部通过螺旋旋入心肌,但要注意一定不能损害希氏束。现在,多数情况安装起搏器仅起到保证心电稳定性的作用,以便实施心力衰竭的药物治疗策略。举例如下:

例5 某女,76岁,胸闷、气短、呼吸困难、憋气已有3年余反复入院。患高血压10余年,有"慢性支气管炎"病史,血压持续在160~180/80~100mmHg,心率76~110次/分,不能平卧,两肺湿性啰音,下肢浮肿,肝大、黄疸、腹水,心电图为完全性左束支传导阻滞＋I°房室传导阻滞,P-R间期0.26秒,考虑三束支阻滞。心脏彩超示左室扩大,左心室舒张期末内径68mm,左心室收缩期末内径58mm,左心室射血分数30%,患者多次发生急性左心衰竭,经用ACE抑制剂、螺内酯、呋塞米及双氢克尿塞治疗后,患者渐能平卧,血压仍高达150~160/90~100mmHg。考虑病人为三束支传导阻滞,计划安装三腔双心室同步起搏的心脏起搏器,使左右心室同步,但家属未同意,只同意安装DDD心脏器搏器。起搏器安装后,因心律和心率有保障,故加大β受体阻滞剂博苏剂量,由1.25毫克一天一次,逐渐增量,最后达15毫克一天一次。患者血压稳定控制在120/80mmHg左右,心率控制在60~70次/分。经过半年治疗,左心腔由68mm渐缩至49mm,左心室射血分数由30%上升至54%,患者完全恢复健康。可上下四层楼活动,从未发生气短及呼吸困难。此患者恢复健康,靠起搏器?靠药物?我看主要靠ACE抑制剂、β受体阻滞剂和醛固酮受体拮抗剂螺内酯的应用。起搏器在用药过程中仅仅起到了保证心律和心率的作用。

"问苍茫大地,谁主沉浮"?

虽然多中心临床试验的结果证明双心室同步起搏治疗慢性心力衰竭有效。并且美国ACC/AHA/NASPE共同推荐双心室同步起搏为起搏器治疗心力衰竭的适应证。但是,患者恢复健康,最终靠起搏器?最终靠药物?我看主要靠ACE抑制剂、β受体阻滞剂和醛固酮受体拮抗剂螺内酯的联合应用。因为只有这些药物改善心肌"内环境",只有这些药物改善心室重构,只有这些药物改善生活质量,只有这些药物降低病死率,只有这些药物真正防治心律失常和心脏猝死。

## 34 瓣膜心脏病心力衰竭的治疗策略

为什么需要水闸？是要让河水定向流动；为什么需要阀门？是为了让气缸内的燃气完成冲程，推动车轮滚滚前行；为什么需要心脏瓣膜？是为了让射出的血液滚滚向前，而不要重新返回心脏，白做无用功。

"一把钥匙开一把锁"，治疗心脏瓣膜病引起的心力衰竭，无疑是要换一个好的"阀门"，换一个良好的"心脏瓣膜"，使良马配好鞍，让良好的心肌更好发挥血泵的功能。

瓣膜性心脏病的病因主要包括风湿性和非风湿性两种。最好的方法应该是针对病因进行预防和治疗。

风湿性心脏瓣膜病的病因，主要是甲组乙型溶血性链球菌感染后的风湿热。它引起的瓣膜病变，主要累及二尖瓣（占98%）、主动脉瓣（占80%）、肺动脉瓣和三尖瓣。非风湿性心脏瓣膜病的病因，包括先天性心脏瓣膜病，如主动脉瓣二瓣化畸形。随着年龄增长，这种病极易发生主动脉瓣狭窄和关闭不全；肺动脉瓣狭窄极易导致右心室肥厚，右室增大和三尖瓣返流。老年退行性心脏瓣膜病是60岁以上老人常见的心脏瓣膜，它极易造成主动脉瓣钙化性狭窄和关闭不全、二尖瓣关闭不全，是老年心功能不全的常见原因之一。

其余引起心脏瓣膜损害的疾病还有多种，如瓣膜脱垂综合征，容易引起主动脉瓣和二尖瓣关闭不全；原发性腱索断裂综合征，是二尖瓣腱索不明原因断裂，造成二尖瓣关闭不全；乳头肌功能失调综合征，容易引起二尖瓣返流。在所有心脏瓣膜病中，二尖瓣、主动脉瓣是最常受累的心脏瓣膜，给患者造成的血流动力学和临床后果危害最重。

应该认识到，瓣膜性心脏病主要是心脏瓣膜的机械性损害所致。药物治疗本身不能使其消退或者使病情根本缓解。瓣膜损害本身造成的心腔内压力和容积负荷过重,以及心肌细胞的牵拉变形,是促进心肌重构的原因。

国内外专家共识意见认为,所有有症状的心脏瓣膜病心力衰竭(纽约心脏学会心功能Ⅱ级以上者),以及重度主动脉瓣病变引起晕厥、心绞痛发作者,均应该行介入治疗或手术治疗,置换心脏瓣膜。

现有证据表明,介入或手术治疗是有益和有效的,可提高长期生存率。而内科药物治疗仅能缓解病情,控制心脏急症,而不能控制病情进展。

神经内分泌拮抗剂对于瓣膜病心力衰竭的疗效均未经证实。因此,这些药物不能替代手术治疗或介入治疗。手术治疗或介入治疗对瓣膜病心力衰竭有很好疗效,举例如下:

某男,65岁,因心悸、胸闷、憋气、不能平卧入院。患者自幼发现心脏杂音,活动不受限制。入院后查体,血压140/60mmHg,心律不齐,心率110~130次/分,为房颤律。主动脉瓣区双期喷射样及倒水样杂音。心界扩大,两肺干湿性啰音。2-D心脏超声显示,左心室舒张期末内径(LVEDD)68mm,左心室收缩期末内径(LVESD)45mm,LVEF 44%,FS 26%。双心房扩大,主动脉瓣肥厚钙化,开放幅度小,并有偏心关闭线,提示患者为先天性二瓣化畸形。给予患者依那普利、双氢克尿塞、地高辛、螺内酯及胺碘酮后,渐渐平卧,两肺干湿性啰音消失,并恢复窦性心律。心电图P波宽大,并有Ⅰ度房室传导阻滞,室内传导阻滞图形,P-R间期0.24秒,V1~V3呈病理QS波,左室心尖部明显抬举样搏动。以后患者进行主动脉瓣人工瓣置换术,置换为机械瓣。两个月后进行2-D心脏超声检查,左心室舒张期末内径(LVEDD)54mm,左心室收缩期末内径（LVESD）38mm，LVEF 54%，FS 28%。患者心悸、胸闷、憋气消失，再无心绞痛发作。体力增进，身体健康。一年后LVEDD 已降至 50mm，LVESD 降至 36mm，LVEF 升至 56%。这些指标均已恢复正常，患者全无任何临床症状。

ACE 抑制剂及血管紧张素 II 受体拮抗剂，具有血管扩张作用，虽然在其他类型的收缩性心力衰竭治疗中疗效显著，但在瓣膜狭窄的患者中，这些药物应该慎用。因为过度扩张小静脉使心脏前负荷降低，过度扩张小动脉又使后负荷降低，这样一来，可能造成低血压和晕厥发作。

主动脉瓣和二尖瓣严重狭窄时，有效循环血量降低，β 受体阻滞剂应该慎用。不要因为过度应用负性肌力药物，使心脏循环血量锐减。应用 β 受体阻滞剂的指征是，瓣膜狭窄伴发快速房颤、房扑而心室率较快时（如＞100 次/分）；或者伴发多源性房速时，这时 β 受体阻滞剂对控制紊乱性心房律很有效。若有心脏瓣膜狭窄的杂音，而血压又较高时，表明瓣膜狭窄并不重，这时可用 β 受体阻滞剂。同样，也可应用 ACE 抑制剂、血管紧张素受体拮抗剂及其他血管扩张剂。

主动脉瓣和二尖瓣关闭不全时，这时可用 ACE 抑制剂和血管紧张素 II 受体拮抗剂，其目的是降低心脏后负荷，增加心脏排血量，并减少返流量。这些药物可以用于有症状的重度主动脉瓣和二尖瓣返流的患者。同时，重度主动脉瓣和二尖瓣关闭不全患者，心力衰竭较重，也可用 ACE 抑制剂等改善临床症状，提高生活质量，减少住院。而无症状，心功能处于代偿阶段的主动脉瓣和二尖瓣关闭不全患者，可能心室已有扩大，但收缩功能正常，应用这些药物可以延长代偿期，减少症状和住院。

对于已经手术置换心脏瓣膜，仍持续存在心力衰竭、左室扩大或左室收缩功能异常的患者，必须努力寻找心室重构、心功能不全和心力衰竭的原因。这些患者可能存在损害心肌供血或损害心肌功能的重要原因，如冠心病严重心肌供血不足，本书已有许多病例介绍。

关于各种病因的心肌炎，尤其风湿性心脏瓣膜病换瓣术后，风湿活动引起的心力衰竭加重的处理，举例如下：

某男，52岁，因胸闷、气短、夜间不能平卧20余年，曾于7年前在北京某医院行二尖瓣、主动脉瓣替换术，近3个月来胸闷、气短加重，伴下肢浮肿及腹水，查体血压135/70mmHg，心率75次/分，心律绝对不整，为房颤律，患者呈端坐位，双下肢及腹部高度水肿，双下肢皮肤呈紫黑色，阴囊肿大如小孩头大，腹部膨隆，有大量腹水，下肢渗液自阴囊至下肢皮肤广泛外渗。曾在家每天静脉注射速尿，仍尿量很少。左房径75mm，右室径57mm，左心室舒张期末内径55mm，患者尿量明显减少，感到腹胀难忍，生化检查：低钾（钾3.3mmol/L），明显低蛋白血症，尿素氮轻度升高，结合病史，患者明显心力衰竭加重，可能与风湿活动及低蛋白血症有关。于是给予患者安体舒通60毫克一天三次，因患者腹胀难忍，给予706代血浆250毫升＋多巴酚丁胺60毫克＋速尿20毫克缓慢静滴，15滴/分，并给予双氢克尿塞25毫克一天一次口服，考虑存在"风湿活动"，给予强的松60毫克，每天早晨一次口服，4～6周后逐渐减量，并静点青霉素共2周，3～5天后患者水肿很快消退，可下地步行，共住院20天，腹水和下肢水肿完全消退出院，现已1年余，恢复健康。

虽然瓣膜病变造成的血流动力学障碍在人工瓣置换术后已消除，但心室重构依然是心力衰竭或心功能不全持续存在的原因。

目前，心脏扩大和心室重构的防治措施，有β受体阻滞剂、ACE抑制剂、醛固酮受体拮抗剂。中医中药在缩小心腔，改善心脏重构方面可能共奏奇效。我们称之为"休养生息法"治疗心力衰竭。

相信，对于患有瓣膜病变施行人工瓣置换术后心室重构和心力衰竭依然存在时，上述方法应该有效（见休养生息治疗心力衰竭，心脏缩小不是梦）。

## 35 高血压并发心力衰竭时的药物治疗经验与策略

您可能有逆风奔跑的经历,狂风甚至卷您倒行;您可能有逆水行舟的体会,激流冲击使您的一叶扁舟寸步难行。

严重高血压时,心脏射血会遇到强大的阻力,心脏排血量减少,却累得心脏"气喘吁吁"。于是,会发生心肌缺血缺氧,左心室心肌肥厚。久而久之,会发生左心室扩张,左心室收缩功能和舒张功能障碍,直到心力衰竭日渐加重。

在老年患者,高血压对左室舒张功能的影响更为严重。左室肥厚使心肌变硬,减慢心室舒张过程,并使左心室舒张末压升高。老年患者容易发生心力衰竭,主要与老年患者大多数并发严重高血压、高脂血症、糖尿病、心肌纤维化及心室出现增龄性变化有关;高血压引起心肌肥厚与心肌纤维化是与舒张功能障碍密切相关的病理过程。

大型临床试验 SHEP 显示,采用利尿剂氯噻酮降低血压使卒中危险性降低 30%,心力衰竭危险性降低 49% ($P<0.001$)。尤其曾有心肌梗死过去史的患者,发生心力衰竭的危险性降低 81% ($P=0.002$)。可见降压治疗对防治心力衰竭的重要性。

虽然钙拮抗剂在预防心力衰竭发病中疗效显著,但是,根据美国预防、检测、评估与治疗高血压全国联合委员会第七次报告(JNC—7)的意见,高血压并发心力衰竭时,具有强适应证(即必用某药的临床情况)的药物为利尿剂、β受体阻滞剂、ACE 抑制剂、血管紧张素 Ⅱ 受体拮抗剂和醛固酮受体拮抗剂螺内酯。虽然已有多个大型临床试验表明,钙拮抗剂降低血压后预防心力衰竭的发生,但是,已往已发生心力衰竭的患者，应用钙拮抗剂治疗时增加死亡率。只有钙拮抗剂氨氯地平和非洛地平在心力衰竭患者中干预治疗呈中性结果，即对死亡率没有影响。因此，即使对于高血压并发心力衰竭的患者，只可以暂时应用氨氯地平和非洛地平降压。但是，不推荐长期使用氨氯地平和非洛地平作为心力衰竭患者的降压药物。

利尿剂小剂量，常应用，仍是使心力衰竭患者维持干体重的主要药物（见小剂量，常利尿），这种疗法在高血压患者应用可降低死亡率。

β受体阻制剂是治疗心力衰竭的基本用药，在恢复干体重以后，就要采用渐增剂量的疗法，达到靶剂量或最大耐受剂量后长期维持治疗。β受体阻制剂不但降压有效，防治收缩性或舒张性心力衰竭也有效（见β受体阻滞剂相关内容）。

ACE抑制剂也是防治心力衰竭的基础药物，更是治疗高血压的有效药物。当高血压发生心力衰竭时，必须应用ACE抑制剂降压并治疗心力衰竭。若ACE抑制剂不能耐受（如咳嗽），则换用血管紧张素Ⅱ受体拮抗剂。

醛固酮受体拮抗剂是严重心力衰竭时的必需用药。同时现有大型临床试验（EPHESUS）证实，心肌梗死后有轻、中度心力衰竭的患者，采用醛固酮受体拮抗剂依普利酮治疗，可降低死亡率17%，并改善心室重构。

即使高血压患者现在尚无心力衰竭症状，但是已有心室重构、心肌肥厚或心室扩张时，ACE抑制剂、β受体阻制剂、血管紧张素Ⅱ受体拮抗剂、包括醛固酮受体拮抗剂（螺内酯）在内，仍能改善或完全逆转心室重构，并改善预后。

在严重高血压并发急性左心力衰竭时，其处理策略是：首先是让患者迅速镇静下来，可用吗啡3～5毫克静脉推注，这项措施可谓"立竿见影"；第二位有效的措施应是采用硝普钠迅速降压，使血压尽快降至＜149/90 mmHg，可使病情峰回路转；第三位有效措施应是采用速尿快速利尿，排除体内液体潴留。其余可采用的措施包括：吸氧（或在湿化瓶中加入酒精）；多次舌下含化硝酸甘油（或消心痛）；端坐位，下肢垂在床边，轮流结扎四肢等。当血压过低时，也可应用多巴胺、多巴酚丁胺、地高辛和糖皮质激素等。高血压时绝对不给予多巴胺、多巴酚丁胺、洋地黄和糖皮质激素，而并发快速心房颤动时可用洋地黄和β受体阻滞剂控制快速心室率。举例如下：

某女，80岁，过去有高血压病史，胰头癌术后突发胸闷、憋气、紫绀、呼吸窘迫、烦躁，立即坐起，呼吸40次/分，两肺满布干湿啰音，状如煮粥，咳白色泡沫痰，最后咳粉红色泡沫痰。心率达160次/分，血压达220/110 mmHg，立即给予吗啡3毫克静脉推注，呼吸窘迫迅速改善，烦躁情绪锐减，血压稍降，下降至200/110 mmHg，马上给予硝普钠静点，自15μg/min增至50μg/min，血压降至180/100 mmHg，并同时给予速尿20毫克入静脉点滴壶，血压继续降至160/100 mmHg，患者尿量达500毫升，两肺啰音明显减少，呼吸窘迫完全缓解，渐能平卧。继续静点硝普钠，逐渐增量到75μg/min，血压稳定在140/90 mmHg。于是给予患者口服博苏2.5毫克一天二次，益恒（喹那普利）10毫克一天一次，螺内酯20毫克一天三次，双氢克尿塞25毫克一天一次，次日血压稳定在140/90 mmHg，心率90次/分，能平卧，两肺干湿啰音消失，遂增加博苏至一天10毫克。血压、心率控制稳定，急性左心衰竭体征消失，病情完全控制稳定。2天后2-D心脏超声显示，患者心腔不大，左室射血分数正常，说明该老人系舒张功能障碍引起心力衰竭。

某男，65岁，患者有高血压19年，血压最高达

240/120 mmHg，发作性心前区胸闷、胸痛半年余，以剧烈胸痛伴严重高血压入院。过去有多次急性左心衰竭发作史，并有高脂血症，陈旧性脑梗死，陈旧性心肌梗死及肾功能受损病史。入院后查体血压 200/100 mmHg，心率 110 次/分，呼吸 36 次/分，轻度紫绀。入院后第二天血压上升至 240/110 mmHg，心率 120 次/分，大汗、呼吸窘迫、紫绀严重，两肺干湿性啰音，咳粉红色泡沫痰，听诊时两肺"状如煮粥"。急给吗啡 5 毫克静脉推住，速尿 20 毫克入壶，硝普钠增量至 100μg/min，吸氧增大至 6 升/分，血压下降至180/100mmHg，患者症状逐渐缓解，已恢复半卧位，双肺啰音减少，患者发作后心肌酶及肌钙蛋白I明显增高。同时心电图 I、aVL、V4～V6 导联 ST 水平压低 3～5 毫米，aVR 导联 ST 段抬高，考虑该患者为非 Q 波心肌梗死，于是将益恒加至 10 毫克一天二次，博苏改为 1.25 毫克一天一次，并给螺内酯 20 毫克一天一次，双氢克尿塞 25 毫克一天一次，待患者病情稳定以后，2－D 心脏超声检查显示，LVEDD 51mm、LVESD 35mm、左室前壁、左室后壁 15.7mm，LVEF 58%。符合高血压心脏改变，为高血压造成的心肌肥厚和舒张功能障碍引起的心力衰竭。心力衰竭的直接原因为严重心肌缺血、非 Q 波心肌梗死和左心室舒张功能障碍。

老年高血压患者的心力衰竭，大多数为舒张功能障碍所致。患者往往平时没有慢性心力衰竭的表现，心力衰竭突然发生。2－D 心脏超声检查发现，左心室不大，射血分数正常为特征。心力衰竭发作时血压常突然高达 200/100mmHg 以上，立刻出现呼吸困难，不能平卧，两肺干湿啰音。这时首选静推吗啡，紧接硝普钠静点。硝普钠输液器应该避光，每 8 小时必须重新配制，并重新更换新配制的药物，硝普钠静脉点滴从 15μg/min 开始，每 5～10 分钟增加5～10μg/min，直至血压控制至低于 140/90mmHg，心力衰竭病情持续控制稳定。硝普钠一般用药 1～3 天，最长不超过 7 天。时间过长可发生硫氰化物中毒。血压控制后，开始同时并用 ACE 抑制剂、β 受体阻滞剂（心率不低于 60 次/分者）、利尿剂和醛固酮受体拮抗剂螺内酯等控制血压。待血压控制稳定，急性心力衰竭缓解后，即可停用硝普钠，而单用 ACE 抑制剂、利尿剂、β 受体阻滞剂和醛固酮受体拮抗剂螺内酯控制血压。钙拮抗剂氨氯地平和非洛地平也可以在高血压时应用，其他钙拮抗剂不推荐用于高血压心力衰竭的治疗。

　　高血压心力衰竭的防治，关键在控制高血压。保持健康的生活方式，劳逸结合，恬静和谐的精神生活和工作环境十分重要。运动，清淡素食，田园耕作，清静无为，天人合一的生活，有利于降压和保护心脏。

## 36 糖尿病和代谢综合征并发心力衰竭的防治经验与策略

目前,中国大部分地区还没有富起来,但是先胖了起来。这的确是中国乃至其他发展中国家不争的事实。中国各地的肥胖、高血压、糖尿病、代谢综合征,如火如荼地爆发起来,已成燎原之势。

美国国家成人胆固醇教育计划(NCEP-ATPIII)关于代谢综合征的诊断标准为:1. 空腹血糖≥110毫克/dL;2. 血压≥130/85mmHg;3. 甘油三酯≥150毫克/dL;4. HDL-C男性<40毫克/dL,女性<50毫克/dL;5. 中心性(内脏)肥胖,腰围男性>102cm,女性>88cm。中国糖尿病学会建议中国人的标准为:体重指数(BMI):超重为24.0～27.9;肥胖≥28.0;中心性(内脏)肥胖时,腰围男性>85cm;女性>80cm。

看到上述定义标准,尤其中国糖尿病学会建议的适合中国人的代谢综合征的建议标准,您会感到糖尿病和代谢综合征就近在眼前。目前,糖尿病、代谢综合征愈演愈烈。单纯2型糖尿病即为冠心病等的危症。2型糖尿病尚未发现并发器质性心脏病之前,糖尿病本身即可显著增加心力衰竭发病的危险性。在已患有心脏病或心力衰竭的患者,糖尿病的存在,又使心脏病和心力衰竭的预后更为严重。

因此,医生应努力控制血糖升高。虽然目前尚未证实严格控制血糖是否会减少心力衰竭的危险性。但是,根据英国糖尿病前瞻性研究(UKPDS)的结果,严格控制血糖,会减少微血管病变的进展。微血管病变包括肾小球病变、神经病变、眼底病变等。除了糖尿病引起的冠状动脉主支的严重动脉粥样硬化斑块以外，心肌微血管病变是糖尿病心肌病和心力衰竭的主要原因。然而，严格控制血压会明显减少大血管病变及心血管事件的发生率，减少心力衰竭的发生率。

糖尿病肾病的病理改变主要包括肾小球病变、肾小管病变和肾间质纤维化。当糖尿病肾病初始时，可并发肾小球高滤过和肾肿大，这时尚无临床症状，但是，糖尿病肾病就已经发生了。当出现微量白蛋白尿时，这已是糖尿病肾病报到的信号。这时即显著增加心血管事件的危险性。大量蛋白尿时，水肿和液体潴留就会发生。并且，这时易并发糖尿病心肌病。虽然糖尿病心肌病的临床诊断尚未确立，但微血管病变造成的肾脏和心肌损害，以及由此诱发的心肌衰竭和肾功能损害，应是糖尿病心肌病患者难以控制心力衰竭和肾功能损害的原因。

糖尿病常和高血压并存，高血压则是心力衰竭的最重要危险因素（见高血压并发心力衰竭时药物治疗经验与策略），两者相加，则显著增加糖尿病肾病的危险性。

糖尿病又与高血压、超重、肥胖及血脂代谢紊乱一起构成心血管病的一个高危症候群——代谢综合征，其核心机制可能是胰岛素抵抗和内皮功能障碍。它是多个心血管危险因素丛集的个体，极易发生心脑血管疾病，尤其易发生心力衰竭、中风和肾功能不全。

根据美国JNC-7的意见，患有糖尿病时，具有强适应证（现有证据强烈支持应该使用某药的临床情况）的药物为利尿剂、β-受体阻滞剂、ACE抑制剂或血管紧张素受体拮抗剂和长效钙拮抗剂（正在患心力衰竭时不推荐）；而在冠心病高危因素患者应该采用利尿剂、β受体阻滞剂、ACEI抑制剂或血管紧张素受体拮抗剂和长效钙拮抗剂；而在具有慢性肾病的患者应采用ACEI抑制剂或血管紧张素受体拮抗剂。

因此，在糖尿病或代谢综合征并发心力衰竭时，小剂量噻嗪类利尿剂，可减少死亡率。在肾功能正常或损害较轻时经常使用小剂量利尿剂可避免液体潴留的发生。而肾功能损害较重时，利尿时必须应用襻利尿剂。当血肌酐＜3mg/dl时可使用 ACE 抑制剂。而血肌酐＜4mg/dl 时可使用血管紧张素受体拮抗剂。长期应用这些药物应该有利于保护心脏功能，有利于保护肾功能。

β受体阻滞剂对于心血管高危患者的保护作用非常重要，它是防治心室重构和心力衰竭的重要药物。其有利作用见"β受体阻滞剂各相关内容"。

即使对于代谢综合征并发冠心病心肌缺血、严重心力衰竭、糖尿病肾病和肾功能损害的患者，仍有证据表明，节食、多运动、减轻体重、限制热量、限制食盐，采用健康的食谱，对于降低血压、降低低密度脂蛋白胆固醇、升高高密度脂蛋白胆固醇、改善内皮功能和胰岛素抵抗，降低心血管病的危险性十分重要。这样一来，可改善心功能、肺功能、肾功能、运动系统功能。并对防治心脏病、糖尿病肾病和心力衰竭进展非常重要。举例如下：

某男，44 岁，心前区憋闷、剧痛、冷汗、四肢厥冷、呼吸困难加重，以急性广泛前壁、下壁、正后壁心肌梗死入某县医院。患者有高血压、糖尿病和重度肥胖病史。高血压最高达到 260/120mmHg，体重 120kg，身高 162cm，BMI 47，为重度肥胖。因剧痛、大量出汗，患者入院后血压稍降低，持续为 160/90mmHg，血糖达 11.1mmol/L 以上，心率达 100~130 次/分，静点 5%葡萄糖盐水＋胰岛素＋氯化钾溶液，患者仍有严重胸痛、憋气。于是给予硝酸甘油静滴，剂量增至 15~50μg/min，血压降至 110/80 mmHg。患者不能平卧，双肺满布干湿性啰音、紫绀、呼吸困难，除了急性左心衰竭外，部分原因是由于高度肥胖并发呼吸功能不全。而大汗、四肢厥冷，可能部分原因是由于心力衰竭和血容量减低。结合患者临床情况，难以决定是否有血容量减低，于是在5分钟内给予静脉推注706代血浆50毫升，进行液体负荷试验，患者血压稍上升，但心率下降到100次/分，胸闷、憋气、冷汗、呼吸困难明显好转，证明患者血容量减低。于是缓慢静脉点滴706代血浆500毫升＋多巴酚丁胺100毫克，每分钟15滴，血压升至120～130/80～90mmHg，心率降到90～100次/分，四肢厥冷和全身冷汗减轻。因过去高血压高达260/120mmHg，所以，现在血压到110/80mmHg，血压是降低了，升压后四肢厥冷好转。以后血压持续维持在160～180/90～110mmHg，并多次发作急性左心衰竭，出现严重胸闷、憋气、不能平卧。并且，由于高度肥胖并发呼吸功能不全，紫绀和呼吸困难依然严重，持续不能平卧，端坐呼吸，仅能坐在轮椅上输液，血氧饱和度仅为80%～85%。患者显然因高度肥胖并发呼吸功能不全，因急性心肌梗死合并高血压、糖尿病和高度肥胖并发心力衰竭，病情确属复杂。因患者尚年轻，家属准备转我院进一步治疗。患者的关键问题是什么？关键问题是食欲亢进、高度肥胖，病情稍缓解即很能进食。于是让患者主动节食，每日决不能超过半斤主食，并主要以新鲜蔬菜充饥，以保证必需营养。于是15天内利尿和减轻体重相加共减少20kg以上，患者紫绀、呼吸困难明显好转，血氧饱和度上升到90%以上。同时应用倍他乐克25毫克一天三次，依那普利5～10毫克一天二次，双氢克尿塞25毫克一天一次，速尿片20毫克一天一次，安体舒通20毫克一天三次。血压持续控制在120～140/80～90mmHg之间。经过近2个月治疗，患者减体重加利尿40kg以上，最终体重减低到85kg，心力衰竭得到控制，患者终于得救了。

该患者显然由于代谢综合征并发急性心肌梗死，因高度肥胖并发呼吸功能不全，后者又称匹克威克综合征（Pickwichian综合征）。同时，又因急性心肌梗死合并高血压、糖尿病和重度肥胖，同时并发呼吸功能不全和心力衰竭，这种患者实际临床上并不少见。

糖尿病、高血压、超重、肥胖及血脂代谢紊乱一起，构成了心血管病的高危症候群——代谢综合征，其关键机制是胰岛素抵抗和内皮功能障碍。极易发生心脑血管疾病、中风、肾功能不全和心力衰竭。

目前，肥胖、高血压、糖尿病、代谢综合征的流行与现代家庭生活中高脂、高热量膳食有关；与现代生活少运动、缺乏体力劳动有关；与现代经济和社会生活中吃喝成风密切相关。应该大力提倡健康的膳食结构；提倡运动和体力劳动；提倡"君子之交淡如水"、"清静无为"、"淡泊名利"的茶文化；反对"膏粱厚味"、"两袖清风，一肚子酒精"、"穷奢极欲"的酒文化。

唐代著名诗人李白的"酒文化"，至今仍被传诵和效仿，他在"将进酒"中写道："君不见高堂明镜悲白发，朝为青丝暮成雪。人生得意须尽欢，莫使金樽空对月！天生我材必有用，千金散尽还复来。烹羊宰牛且为乐，会须一饮三百杯……五花马，千金裘，呼儿将出换美酒，与尔同销万古愁！"

诚然，这是中华文化的瑰宝。但是，为了防病治病，这种"酒文化"应该批判。其倡导的不是积极向上的人生观，而是"借酒消愁，愁更愁"的消极心理情绪，狂吃狂饮已经造成肥胖、高血压、糖尿病、代谢综合征如火如荼地在全国爆发。

与不良的生活习惯和文化传承相反，我们应该大力提倡威多利亚宣言的原则，即"合理膳食，适当运动，戒烟限酒，心理平衡"。

肥胖、高血压、糖尿病、代谢综合征防治的关键在降脂，减低体重，加强运动，保持健康心理和健康的生活方式。

"清淡素食，躬耕陇亩，日出而作，日落而息"的田园牧歌式生活方式；以"布衣之心，归隐山林"，在荒山野岭、草原荒漠中封山育林，搏击大自然；恶劣的生存环境既可磨炼意志，更会去掉身上的累累赘肉，是陶冶身心、强身健体、利国利民的良好选择。

这种原始、简朴的"天人合一"的生活方式，可做到"与世无争"，"寡欲心常泰，无求身自安"，有利于防治代谢综合征，有利于降低体重、降脂、降压和保护心脏。

## 37 心力衰竭病人伴肾功能损害时的处理

严重心力衰竭病人常常伴有轻度肾功能障碍,这是因为严重心力衰竭时通常伴有肾脏血流灌注量下降,使肾脏清除水钠潴留及氮质废物的能力下降;或者本身存在肾脏疾病(见上篇);或者治疗心力衰竭的药物对肾功能进一步施加影响所致(见重症心力衰竭伴稀释性低钠血症怎么办;心力衰竭病人少尿无尿怎么办;ACE 抑制用药中的暗礁——低血压和肾功能障碍)。

由于肾功能受损,大剂量利尿剂应用后血容量锐减,肾脏灌注量下降,肾小管滤过率靠血管紧张素 II 介导的肾小球出球小动脉收缩维持肾小球滤过压,若采用 ACE 抑制剂抑制血管紧张素 II 生成,则肾小球滤过压锐减,容易造成尿量迅速减少或无尿,血尿素氮和肌酐升高。肾功能损害患者若同时应用洋地黄制剂时,则容易中毒。同时应用 ACE 抑制剂和强力袢利尿剂,以及醛固酮受体拮抗剂或血管紧张素 II 受体拮抗剂,肾功能可能恶化,尤其应注意发生高血钾和血肌酐升高的危险。通常由这些药造成的变化是短期可逆的,属功能性损害,及时调整药物剂量和品种可以避免。

持续的并逐渐加重的肾功能损害,通常反映基本肾脏疾病过程的进行性加重,提示预后较差。终末期肾病时心力衰竭会因贫血、水钠潴留、高血压、电解质紊乱以及肾功能衰竭血液透析时的动静瘘加重病情。

许多心力衰竭病人通常可耐受轻、中度肾功能损害,在这些患者,应用 β 受体阻滞,尤其 ACE 抑制剂(血肌酐<3mg/dl)或血管紧张素 II 受体拮抗剂(血肌酐<4mg/dl)时,尿素氮和肌酐发生微小变化(血肌酐增高<30%),通

常临床意义不大，无需停用抑制心力衰竭进展的药物，如β受体阻滞、ACE抑制剂或血管紧张素Ⅱ受体拮抗剂，坚持继续治疗，可使肾功能好转。举例如下：

某男，46岁，胸部憋闷、气短、呼吸困难、紫绀等不能缓解由某市医院转入。夜间不能平卧已有7年余，患者过去有高血压和重度肥胖病史。高血压最高达到220/120mmHg，体重101kg，身高165cm，BMI 37，为重度肥胖。患者在当地入院后应用降压药物时血压持续为160/90mmHg，心率达100～110次/分，因气短、呼吸困难，夜间不能平卧加重转入我院。患者严重呼吸困难呈端坐位，双肺满布干湿性啰音，呼吸困难的部分原因是由于高度肥胖诱发。转入我院后持续夜间不能平卧、腹胀、下肢水肿，血压持续在120～140/70～100mmHg，心率90～100次/分。2—D心脏超声检查显示，左心室舒张期末内径（LVEDD）84mm，左心室收缩期末内径（LVESD）70mm，LVEF28%，FS14%，左房径58mm，右房、右室径均在52mm以上，为全心扩大。住院后生化检查血钾较高，为5.37mmol/L，血尿素氮16.1mmol/L，肌酐160mmol/L，血糖不高，尿蛋白＋＋，患者因长期高血压已有肾功能损害。住院后给予速尿20毫克一天一次，双氢克尿塞50毫克一天一次，螺内酯20毫克一天三次，益恒（喹那普利）10毫克一天一次，下肢水肿和腹胀消退，渐渐能平卧。于是，加用博苏1.25毫克一天一次，5天后改为1.25毫克一天两次，因为血压较高，10天后改为2.5毫克一天两次。住院后患者呈无欲状，血压持续较低，考虑为应用β受体阻滞剂过程中去交感神经支持作用所致，给予补气养阴、活血化淤中药治疗后，患者血压持续稳定在100/60mmHg。患者心悸胸闷、憋气、无力、呼吸困难明显好转。住院一个月后体力增进，再无心前区憋闷、气短、呼吸困难发作，身体健康。出院时体重减到 97 kg，血尿素氮降到 7.30mmol/L，肌酐降到 91.0mmol/L，肾功能已完全恢复正常。右室右房明显缩小到 35～45mm，LVEF 上升到 42%，FS 上升到 21%。8 个月后 LVEDD 已降至 50mm，LVESD 降至 36mm，LVEF 升至 56%。表明心脏功能已恢复正常。现在患者已坚持正常工作。

该患者显然由于高血压、肥胖，代谢综合征并发慢性心力衰竭和肾功能障碍。应用 ACE 抑制剂可能明显改善肾功能。而并用利尿剂和 β 受体阻滞剂、螺内酯后，又使心功能和肾功能同时得到改善。该病例足以证明，即使慢性心力衰竭并发肾功能障碍时，应用 ACE 抑制剂、β 受体阻滞和螺内酯充分降压，心功能和肾功能改善是大有希望的。

糖尿病、高血压、超重、肥胖及血脂代谢紊乱一起，构成了心血管病的高危症候群——代谢综合征，其关键机制是胰岛素抵抗和内皮功能障碍。极易发生心脑血管疾病、中风、肾功能不全和慢性心力衰竭。防治关键在降脂、减低体重、控制高血压和保持健康的生活方式。

清淡素食、加强运动、躬耕陇亩、日出而作、日落而息的"天人合一"的田园牧歌式生活，有利于消除脂肪和赘肉，有利于防治代谢综合征，有利于降低体重和防治慢性心力衰竭，有利于降脂、降压和保护心脏。

## 38 补土泄木肝脾理，益气养阴保心脏

在太行山麓，滹沱河畔，有一片广阔无垠的千里绿野，这是一片人杰地灵的土地。千里绿野从古城真定开始，像枝繁叶茂的大树冠一样，伸向远方，通向大海。古城真定，又名恒山、常山，现在是河北省省会石家庄市的所在地。这里土地肥沃，植物生长茂盛。千百年来，躬耕陇亩的人们，非常钟情这块生机盎然、滋生万物的土地。正是从这块生机盎然的土地上，诞生了组成中华文明史的中医学先圣，史记记载的我国第一位名医扁鹊就诞生在这块土地上。

这块土地曾经养育过精于伎巧，创造精美绝伦的锉金青铜器的古代中山人；曾经养育过秦汉时期开发岭南，被毛泽东誉为"南下干部第一人"的南越王赵佗；曾经是汉将韩信统十万乌合之众，背水一战，破赵军二十万，"置之死地而后生"，创造战争神话的地方；曾经是汉光武帝刘秀光复汉室，成就大业的土地；太行山麓的西柏坡曾是党中央指挥三大战役，夺取全国胜利的指挥所，新中国从这里走来。

在此之南170公里处是古城邯郸，是赵武灵王胡服骑射，老将廉颇英勇拒秦，蔺相如完璧归赵等中华文化故事流光溢彩的古城；更是曾经养育一代帝王秦始皇的土地。

在此之北250公里处，西有太行，北东两面有燕山，是燕太子丹壮别荆轲的地方，"风萧萧兮，易水寒，壮士一去兮，不复还"的悲歌像易水河一样，千年流淌。刘关张"宴桃园豪杰三结义"的故事世代传颂。这里是首都北京，自宋辽金元以来，曾长期是马背民族入主中原、龙盘燕赵、虎踞中华的都城。

在这块土地上，名医辈出，曾经养育过扁鹊（任丘鄚州

人)、张洁古(易州人)、刘完素(河间人)、王好古(赵州人)、李杲(真定东垣人)等千古名医。石家庄市北的东古城(古名东垣),就是金元四大家之一的李东垣悬壶济世的土地。

在这块土地上,曾经诞生了西汉著名思想家、著名哲学家董仲舒(河北枣强人),他提出"道之大原出于天"的"天人合一"的思想。这块土地上的人们,非常重视"土地"的作用。中国医学遵循天人合一的理念,将"脾胃"比作土地,认为脾属土,土生万物,脾主运化水湿,为后天生发之本;而肝属木,木主疏泄,可以调理脾胃功能。

清代名医陈修园在"医学三字经"中写道:"迨东垣,重脾胃,温燥行,升清气,虽未醇,亦足贵"。李东垣最知名的代表方剂为补中益气汤,方剂组成如下:黄芪、人参、当归、陈皮、升麻、柴胡、白术、炙甘草。

清代名医汪切庵所作"汤头歌诀"曰:"补中益气芪术陈,升柴参草和归身,劳倦内伤功独擅,亦治阳虚外感因"。此歌赋精辟地概括了补中益气汤的方剂组成和药理功用。

脾主运化水湿,心力衰竭时有明显液体潴留,即调理脾胃功能与心力衰竭的治疗密切相关。无疑,补中益气汤也是治疗心力衰竭的良方。方中黄芪、人参、白术补中益气;黄芪、柴胡、升麻益气升阳;柴胡疏达肝气,调理脾胃;陈皮、白术健脾燥湿;当归活血补血;甘草和诸药。

陈修园认为李东垣的方剂"温燥行,升清气,虽未醇,亦足贵"。"温燥行,升清气"恰好补中益气,健脾燥湿。但是,李东垣的方剂中缺乏生津养阴的药物,即"温燥行,升清气"有余,而"生津养阴"不足是其缺憾。

我在治疗心力衰竭的过程中,博采李东垣补中益气汤之长。重用黄芪、党参、白术补中益气;柴胡加白芍升清阳、敛肝阴、疏达肝气、调理脾胃;茯苓、桂枝、白术、甘草通阳益气、健脾燥湿；另加党参、麦冬、五味子益气养阴；一味丹参，功兼四物（四物汤），活血补血。此方剂弥补了补中益气汤仅仅"温燥行，升清气"的不足，而增加了活血补血、益气养阴的成分。现在，正是冠心病等心血管病流行的年代，活血化淤、活血补血、益气养阴势在必行。即黄帝内经云："阳在外，阴之使也；阴在内，阳之守也；阴平阳秘，精神乃治"。

采用上述方剂，并结合应用目前防治心脏扩大和心室重构的有效措施，如β受体阻滞剂、ACE抑制剂、醛固酮受体拮抗剂等。使中西医药在缩小心腔、改善心脏重构方面同舟共济，共奏奇效。我们称之为"休养生息法"治疗心力衰竭。此方剂主要用在β受体阻滞剂、ACE抑制剂、利尿剂治疗过程中出现心动过缓、低血压、无力、疲乏、全身衰竭，心力衰竭加重时，具有明显强身固本的疗效。

另外，本方剂还在心血管神经症治疗中卓有疗效，举例如下：

某女，32岁，既往身体健康，无心脏病史及神经精神疾病病史及家族史。半月前患"感冒"，之后出现发作性胸闷、憋气、胸痛、大汗、手足冷，严重呼吸困难，心电图为窦性心动过速伴有偶发室性早搏，以"急性病毒性心肌炎"转入我院。患者平素体健。入院后查体：体温36.5℃，脉搏106次/分，血压110/70mmHg，呼吸26～40次/分，心律整齐，无杂音，两肺呼吸音清，无紫绀，血氧饱和度98%～100%，可平卧。患者的血常规检查及生化检查全部正常，2-D心脏超声未见异常。发作时抬肩大喘，极度呼吸困难，呼吸深大，达到40次/分，两肺呼吸音清，像风箱一样呼呼作响。脉沉而细弱，脉率达到110次/分。主诉胸闷、憋气、胸痛严重，并伴有大汗、手足冷、四肢抽搐，严重时两眼上吊，"意识丧失"。曾经给予静脉点滴黄芪、维生素C、极化液（GIK液），葡萄糖酸钙＋暗示疗法，并用镇静、吸氧、催眠、针灸、按摩等，患者依然发作频繁。临近春节，家属极为着急。于是请精神科心理医师会诊，诊断为癔症发作，应该采用精神暗示疗法。家属坚决反对此诊断，不同意是精神心理疾病，反对转精神科治疗，认为系感冒后发生"心肌炎"，不能耽误心脏病治疗。于是给予患者处方如下：柴胡为君12g，黄芪为臣20g，两者合用升阳举陷，党参10g，白术8g，茯苓8g，健脾益气；白芍8g敛肝阴，辅佐柴胡疏达肝气；另加龙骨、牡蛎、桂枝收敛元阳；再加麦冬、五味子生津养阴；甘草和诸药。此方服下，一剂则好，三剂服过即出院。至今病人病情未复发，身体健康。

实际在临床上有许多这样的病人，感冒、感染或精神刺激后诱发神经症，现代精神病学归类为神经症中的躯体形式障碍。此病人即是典型的神经症躯体形式障碍中的心脏神经症表现，伴有过度换气综合征。

当时我看过病人，劝家属和患者不要着急，有好办法可治。此病人系阳虚外感，中气下陷也，乃张锡纯所谓"胸中大气下陷"也。李东垣的补中益气汤和张锡纯的升陷汤可治。张锡纯的升陷汤与李东垣"脾胃论"中的补中益气汤、升阳益胃汤、升阳散火汤等方剂旨意相同，如出一辙。因此，我们"师其法，而不泥其方"，开出上述处方，并收到良好疗效。

类似这种病人，我治过数千例，当然像此病人这样典型，这样严重者不多见。如上所述，应根据病人的具体情况，用药效果才能真正显著。此类病人很多，可见东垣老人当年写作"脾胃论"时，实乃呕心沥血之作，不愧金元四大家之一。当年创此类方剂时，是从这块生机盎然、滋生万物的黄土地得到启迪。认为土生万物，补土即可拯救人体的生机造化功能；补土即可升腾大气补充元气。做"脾胃论"有利于后学，故有千古不灭之功绩。

在临床上补中益气汤广为应用。它用于虚脱、心悸、气短、胸闷、神经衰弱、疲乏无力、精力缺乏等抑郁症、焦虑症等表现；也用于胃下垂、子宫脱垂、内脏脱垂等临床症候群。

正如清代名医汪讱庵的"汤头歌诀"所云：补中益气汤的功用为"劳倦内伤功独擅，亦治阳虚外感因"。可见此歌赋见解精辟。

## 39 小青龙汤——急性肺水肿的"消泡剂"

中医认为,"心为君主之官,神明出焉";而"肺为相辅之官,治节出焉";"肺为水之上源"。这里"治节"二字,犹如天之行云布雨,地之江河流行;若肺的功能正常,则治节正常,体内阴液正常敷布,各种水道通利畅通。

急性左心衰竭时,两肺布满湿性啰音,呼吸窘迫,可喷出大量白色或粉红色泡沫样痰,两肺听诊时状如"煮粥"。这种现象自然是肺的"治节"功能出了问题,肺失肃降和通调水道之职司,故水饮溢于两肺。此现象好像自然界的泥石流、山洪暴发、洪水泛滥一样。

张仲景在金匮要略和伤寒论中写道:"伤寒,……心下有水气……或小便不利,少腹满,或喘者,小青龙汤主之";又写道:"咳逆倚息不得卧,小青龙汤主之";"肺胀咳而上气,烦躁而咳,脉细者,心下有水,小青龙汤加石膏汤主之"。

张仲景的这些论述不正像我们今日的急性左心衰竭、急性肺水肿吗?古人没有强心剂洋地黄、呋塞米(速尿)、吗啡和各种血管扩张剂可用,而小青龙汤是最有效的处方。

时至今日,小青龙汤用于急性左心衰竭和喘息性支气管炎仍是非常有效的处方,我把它称之为急性肺水肿的"消泡剂"并不过誉。在急性肺水肿时,它可使肺部干湿性啰音尽快消除,病人尽快稳定下来。现举两例如下:

例1 某男,60岁,患风湿性心脏病已30余年,曾行二尖瓣交界分离术,近2个月来心慌、气短、不能平卧,喉中如风鸣音。入院后检查,心率110次/分,血压120/70mmHg,心律绝对不齐,为房颤律,端坐呼吸,紫绀,两肺布满干湿啰音,并有明显哮鸣音,心尖部可闻及舒张期奔马律。心脏 B 超检查符合风心病二尖瓣狭窄(瓣口面积 $2.2cm^2$),并有二尖瓣关闭不全,主动脉瓣关闭不全,左房径为 68cm,左心室舒张期末内径为 60cm,经用地高辛 0.125 毫克一天二次,卡托普利 12.5 毫克一天三次,双氢克尿塞 50 毫克一天一次,安体舒通 20 毫克一天一次,并静点硝酸甘油 $10\sim15\mu g/min$,患者心率已稳定在 100 次/分以下,已能平卧,但双肺仍有大量哮鸣音和干湿性啰音,于是将氨茶碱 250 毫克加入 5% 葡萄糖 250ml 中,缓慢静点,患者肺部啰音仍未明显减少,考虑患者并发肺部感染,将青霉素改为头孢呋辛(西力辛)一天 3.0g,患者肺部啰音仍未减少,仍如风鸣声,患者仍有呼吸窘迫,明显气短,脉浮数而散,于是给予患者小青龙加石膏汤。处方如下:炙麻黄 8g,生杭芍 6g,细辛 3g,干姜 6g,桂枝 6g,五味子 6g,清半夏 6g,生石膏 10g,甘草 5g,水煎服。服药一剂后,肺部干湿性啰音明显减少,连服 3 剂,啰音几乎完全消失。患者呼吸窘迫缓解,气短已解除,脉搏有力,自感体力增加,精神改进,要求出院。

例2 某女,65 岁,患风湿性心脏病已 30 余年,近半月"感冒"后心悸、气短、憋气加重,不能平卧。入院后查体:体温 37.5℃,脉率 120 次/分,呼吸 36 次/分,血压 110/60mmHg,心律绝对不整,为房颤律,两肺布满干湿性啰音,并有明显哮鸣音,入院后给予卡托普利 12.5 毫克一天二次,双氢克尿塞 50 毫克一天一次,安体舒通 20 毫克一天一次,地高辛 0.125 毫克一天二次,消心痛 10 毫克一天三次,并静点硝酸甘油 $10\sim15\mu g/min$。用药后患者心率控制至 100 次/分左右,胸憋减轻,已变为半卧位,紫绀明显减轻。抗生素控制肺部感染,采用青霉素每天 960 万单位静点，患者体温仍轻度增高，咳黄痰，两肺仍有明显干湿性啰音及哮鸣音。因患者家庭困难，未改用更好的抗生素，患者脉浮数而散，于是给患者开具小青龙汤如下：炙麻黄 8g，生杭芍 6g，细辛 3g，干姜 6g，桂枝 6g，五味子 6g，清半夏 6g，生石膏 15g，另加银花 10g，黄芩 8g，甘草 5g，水煎服。因患者有黄痰、发热，故此方加重生石膏的用量，并加用银花、黄芩。用药后，肺部干湿性啰音立即减少，服 3 剂后基本消失。

小青龙汤作为张仲景的经方，用于"风寒束表，痰饮停胸"患者的治疗，疗效卓越。现用于治疗急性左心衰竭，辅助强心利尿剂清除肺部啰音卓有成效。

另外，小青龙汤用于慢性喘息性支气管炎消除哮鸣音和支气管痉挛也是非常有效的方剂。最近，我用此处方给一名幼儿诊治，该幼儿 2 岁，患肺部感染，肺部啰音持续存在，虽经多种抗生素治疗半月余，体温和白细胞均已正常，但仍未消除肺部啰音，改用小青龙汤后，三剂后使啰音消除。我将其用于多例喘息性支气管炎患者均收到明显疗效。

按中医理论，肺主"皮毛"，肺与皮肤相表里，小青龙汤中麻黄、桂枝、芍药行营卫而散表邪，表邪散，则肺之肃降功能恢复；干姜、细辛、半夏行水气而止呕咳；水气行，则水饮散，呕咳止；五味酸而敛肺之逆气，逆气敛，则咳喘停，呼吸畅；甘草和诸药。故本方有内经所谓"以辛散之，以甘缓之，以酸敛之"合用共同辅助肺主肃降、治节之功。日本皇汉医学对于麻黄给予很高评价，认为"利水圣药，莫过于麻黄"，我国清代名医陈修园认为："（干）姜（细）辛（五）味（子）一齐烹，长沙法（张仲景法）细而精"。

同样，本方除了治疗心力衰竭外，在治疗肺部感染、喘息性支气管炎时，消除肺部啰音、畅通气道方面也有超凡功效。

## 40 阴平阳秘，精神乃治

中医认为肾为先天之本，脾为后天之本。先天之本，受之于父母，是遗传因素决定，但仍靠后天调养和维系。因此，后天之本非常重要，在没有静脉大输液和静脉高营养作为营养支持的年代，的确像中医先贤所述的那样，"有胃气则生，无胃气则死"。即使先天之本肾气，也要靠后天之本脾胃的维系。

同时，脾主运化水湿，在水盐代谢中起重要作用。先天性之本肾气在心力衰竭中起何作用呢？中医认为：肾藏精，主生长、发育与生殖，主水、主纳气，肾与膀胱相表里。

在这里，中医已经将肾与心力衰竭密切联结在一起了。主水、主纳气，既是主持全身水液代谢，调节全身液体平衡；又是调匀气息、维系生命的重要器官。《素问·逆调论》中言及，"肾者水脏，主津液"。全身津液敷布，升清降浊，全靠肾中精气（阳气）的蒸腾气化，而肺的肃降和通调水道，脾脏运化水湿，全靠肾中精气的主宰。而肾主纳气，"纳"既是吸入固摄肺脏纳入之气，又是吸纳固摄全身精气。此处有点与血液中血红蛋白的功能相类似。《类症治裁·喘症》中谈到，"肺为气之主，肾为气之根，肺主出气，肾主纳气，阴阳相交，呼吸乃和"。

以上根据中医脏腑学说，已将心力衰竭与肺、脾、肾三脏密切联系在一起了。

那么根据阴阳学说，与心力衰竭如何联系呢？正如上面谈及的"阴阳相交，呼吸乃和"。在中医基本理论中，对阴和阳关系有一始终如一的认识，认为这是事物对立统一的两个方面，两者之间的关系为互相依赖、互相制约、彼此互根、消长平衡、相互转化的关系。

《素问·阴阳应象大论》写道，阴在内，阳之守也，阳在外，阴之使也。《素问·生气通天论》写道，"阴平阳秘，精神乃治。阴阳离决，精气乃绝"。正是烘托了这种互相依存，互相消长的关系。

在心力衰竭的治疗中，同时应该维系身体阴阳的平衡，做到阴平阳秘，精神乃治；同样既顾及肺的肃降和通调水道功能，这为治标；又要顾及肾主纳气，肾中精气对肺主肃降、脾主运化水湿的支持和维系作用，加强对后者的扶助。中医认为，扶助先天之本，属于扶正培本。只有标本兼治，才能使心力衰竭较长时间得到稳定。

我们在治疗心力衰竭的实践中，针对肺主肃降的作用，主要是通调水道，清理水之"上源"，使肺的肃降、治节功能复原，这是治标。主方为小青龙汤加减，对脾主运化水湿的作用主要应用方剂有：补中益气汤、苓桂术甘汤、五苓散、防己黄芪汤等加减化裁。注意木防己中可能含有马兜铃酸，可致急性肾功能衰竭，可改用茯苓、猪苓。

全身津液敷布，升清降浊，全靠肾气（阳气）的蒸腾气化。在滋补肾气的方剂中则重用金匮肾气丸。但在所有这些方剂的运用中，一定注意三点：（1）扶助正气；（2）行气活血；（3）平秘阴阳。

第一，心力衰竭时，既存在心脏供血的前向器官的供血、供氧不足，需要扶助正气，提高心脏功能，提高心脏供血供氧能力；第二，同时又要行气活血。因为心力衰竭存在后向器官的淤血，并且容易形成血栓。行气活血可能也会改善心力衰竭患者的血流动力学。同时，现代心力衰竭的主要病因为冠心病所致，行气活血为标本兼治之举；第三，则为平秘阴阳。所有心力衰竭的治疗，若不注意维系阴阳平衡，正如《素问》所言，就会阴阳离决，精气乃绝。因此，中药处方中就要兼顾上述三个方面。如治疗心力衰竭时，虽然重在补脾，但仍需兼顾活血化淤，平秘阴阳。比如我用的方剂如下：黄芪、丹参、党参、麦冬、五味子、茯苓、桂枝、白术、甘草等。方中黄芪、党参、茯苓、白术补气健脾，丹参一味功兼四物汤之功能，有行气、活血、补血之功效；桂枝通阳化气；而党参、麦冬、五味子则有活血、生脉、敛阴，提高心脏功能之功效，甘草和诸药，此方用于冠心病、心肌炎、心肌病等轻、中、重度心力衰竭疗效明显。而重度心力衰竭，尤其心力衰竭晚期时，我则重用金匮肾气丸加减。金匮肾气丸方剂如下：熟地、山药、山萸肉、茯苓、泽泻、丹皮、制附子、桂枝。方中熟地滋补肾阴，为主药；而制附子、桂枝则温补肾阳；山药、茯苓则健脾利湿，山萸肉酸敛，收敛肾中元气，补肝益肾；丹皮则活血化淤；泽泻、茯苓则利水渗湿，助肾敷布津液，通调水道，共凑治疗心力衰竭之功效。重度心力衰竭伴有阳气滑脱，虚阳外越时也可用真武汤（茯苓、芍药、生姜、白术、炮附子）、附子理中汤、参附汤等。

在慢性心力衰竭的治疗中，涉及一些方剂的应用。有些方剂峻利逐水，如舟车丸（大黄、甘遂、大戟、芫花、青皮、陈皮、牵牛），十枣汤（芫花、甘遂、大遂、大枣）；有些方剂大补元阳，如麻黄附子汤（麻黄、炮附子、甘草）、麻黄附子细辛汤（麻黄、炮附子、细辛）；有些一派活血，如血府逐瘀汤（生地、当归、红花、牛膝、桃仁、枳壳、桔梗、川芎、柴胡、甘草）等。这些方剂用于治疗慢性心力衰竭，均不够全面，不能兼顾慢性心力衰竭的诸多侧面。

心力衰竭的治疗，应该是和风细雨、平秘阴阳、润物细无声式的治疗，才会对患者有利。才会积土成山，积水成川，集腋成裘，集小胜以成大胜。

目前，中医中药的治疗尚缺乏大型临床试验为其疗效提供依据。但在我们治疗的心力衰竭病人中，中医中药辅助西药治疗者均取得了较好疗效,并很受患者欢迎。相信,像金匮肾气丸、补中益气汤、生脉饮这样的方剂,平秘阴阳,扶助正气,应该对心力衰竭的治疗取得很好的辅助疗效。

## 41 扶正培本，挽救生命

心力衰竭时心脏往往大如牛心。正常人的心脏不过250～350克，即使无病，也随年龄增长，心脏重量也会增加。许多扩张性心肌病患者的心脏舒张期左心室内径可大至80～90mm，而其他心腔也相应扩大。故有"牛心"之称，重量可达1000克。这样的心脏虽大，却大而无力，大而无效，心肌失去足够的收缩力。就像弹力皮筋，适度拉长是弹力，过度拉伸则无力。

心脏像"病马"，病人像"破车"，"病马"架着一辆"破车"，时刻有"车毁马亡"之虞。怎么办？歇马修车，养精蓄锐。这时可用中医语言表达——扶正培本，挽救生命。

中医认为"肾为先天之本，脾为后天之本"。《素问·逆调论》中言及"肾者，水脏，主津液"，全身津液敷布，升清降浊，全赖肾中精气（阳气）的蒸腾气化，而肾又主纳气，即纳入并固摄肺脏吸入之气，又纳入水谷精气，固摄全身元气。

心力衰竭时呼吸困难，抬肩大喘，咳逆短气，肾不纳气之故；故可采用金匮肾气丸（汤）辅佐肾脏纳气。

但根据我本人的经验和感受，心力衰竭时补肾非常重要，如在晚期心力衰竭时服用金匮肾气丸可取得很好疗效。但肾为先天之本，脾为后天之本，肾藏精纳气，全赖后天之本维系和营养，故后天治疗应重在补脾。脾主运化水湿，脾气旺，则水道通调，津液敷布，升清降浊，精气蒸腾气化也就完成了，故可补先天之本——肾之不足，使肾脏重新藏精纳气，固摄元阳元阴，达到阴平阳秘，精神乃治。

我在处理心力衰竭时，根据不同情况，经常应用的扶正培本、升阳益气、健脾利湿方剂,如李东垣的补中益气汤,张锡纯的升陷汤。这些方剂均用于心力衰竭严重、咳逆短气、全身浮肿时,主要是扶助中气,补益脾气,健脾利湿;若病人心悸重,可重用茯苓,采用五苓散、苓桂术甘汤。这些方剂均应重用黄芪、柴胡、人参等升阳益气、扶正培本为主药。若病人病情平稳,可用黄芪生脉饮加味,方剂如下:黄芪、丹参、柴胡、党参、麦冬、五味子、甘草。方中黄芪、柴胡升阳益气,固摄元阳;丹参活血补血,功兼四物汤;而党参、麦冬、五味子则补气养阴,平衡阴阳,使之达到阴平阳秘,精神乃治。

  学术界认为采用β受体阻制剂治疗心力衰竭,先变坏,后变好。为什么先变坏呢?就是因为β受体阻滞剂在用药后的1个月左右的时间内去掉了β受体兴奋和交感-肾上腺素能神经兴奋的支持作用,短时间(1个月内)病情加重,然后1~3个月才逐渐变好。我们采用中药扶正培本,升阳益气,补气养阴,与西药 ACE 抑制剂、β受体阻滞剂、醛固酮受体拮抗剂合用,使患者克服先变坏的一幕,通过中药扶正培本,可平稳过渡,直接变好,持续变好(见休养生息治疗心力衰竭,心脏缩小不是梦)。

## 42 终末期难治性心力衰竭的治疗，路在何方

著名元曲作家马致远的元曲"天净沙·秋思"内容凄凉悲切，为九曲回肠的碎心曲。曰："枯藤老树昏鸦，小桥流水人家，古道西风瘦马，夕阳西下，断肠人在天崖"。对于上述的悲惨景象，许多在苦难中挣扎的人们都会感同身受。

晚期心力衰竭已步入心脏病的终末阶段，病死率极高，处在此阶段的患者，会有"回天无力，夕阳西下，断肠人在天崖"的凄凉悲切之感。

美国心脏学会（ACC）/美国心脏协会（AHA）心力衰竭治疗指南对于终末期难治性心力衰竭也明显表现出"回天乏力"，读后使医生和患者有"穷途末路，爱莫能助"的感觉［见附录"美国心脏学会（ACC）/美国心脏协会（AHA）关于终末期难治性心力衰竭的治疗指南"］。

真的回天乏力了吗？古语道"天无绝人之路"。

本书全部读完以后，您会感到，即使对于晚期心力衰竭，仍然可防可治。虽然并非全部都能治好，但是患者和家属应该满怀必胜的信念，充满信心，充满希望。通过本书许多活生生的病例分析，可以看出，许多情况下，真是"山重水复疑无路，柳暗花明又一村"，许多情况下可以找出解决问题的方法。

终末期难治性心力衰竭即处于 ACC/AHA 推荐的 D 阶段，其定义如下：病人经过合理的内科治疗，症状不能改善或迅速复发；他们休息时或轻度活动后即有症状，包括极度疲乏，不能完成大多数日常活动，或者有恶液质的证据。典型临床情况是病人需要长时间的反复住院，并需进行强化内

科治疗。这些病人代表心力衰竭的最严重阶段,应该考虑特殊的治疗策略,其治疗措施推荐如下:

1. 连续或间断给予正性肌力药物(多巴胺、多巴酚丁胺、米力农等)支持治疗,这种治疗有可能短期支持病人的生命,时间延长,即增加死亡率。

2. 正性肌力药物支持治疗好转后,转入心脏移植治疗或人工辅助心脏(辅助心室泵)辅助治疗,改善心功能。

3. 人工心脏治疗。

4. 细胞移植治疗。

5. 三腔起搏器使左右心室电同步治疗等(见附录美国心脏学会(ACC)/美国心脏协会(AHA)关于终末期难治性心力衰竭的治疗指南)。

实际上,终末期难治性心力衰竭,有些因为基础病因或基础病理过程目前难以解决,病人终究要恶化死亡。但是,有相当大一部分心力衰竭患者,虽然基础病理过程难以解决,但是针对患者存在的问题,给予恰当治疗,如本书所介绍的处理方法,仍然会改善或病情完全恢复。不改善者,可能是少数,合理的治疗措施到位非常重要。

事实上,通过医患双方不懈的努力,许多晚期心力衰竭患者不但保全了生命,而且心脏完全恢复正常。本书列举了大量心脏严重扩大、晚期心力衰竭患者,甚至伴有严重心律失常的晚期心力衰竭,通过长时间不懈的努力,最后不但挽救了生命,而且使心脏缩小,心功能恢复正常。这足以证明,只要坚持不懈地变消极因素为积极因素,有利的形势和主动的恢复,可能就在"坚持一下"的努力中。

终末期心力衰竭时令人棘手的难治临床情况如下:

严重心力衰竭伴稀释性低钠血症,实际上是终末期心力衰竭时反复大量利尿,造成利尿剂抵抗和肾素-血管紧张素-醛固酮系统过度激活。其治疗措施见"重症心力衰竭伴稀释性低钠血症怎么办"。我们在治疗重症心力衰竭伴稀释性低钠血症时静脉点滴羟乙基淀粉代血浆＋多巴酚丁胺＋速尿，卓有成效。

重症心力衰竭伴低血容量低钠血症，病人能平卧，血压降低，呈淡漠无欲状，尿少而比重高，肾功能受损。实际是重症心力衰竭时强利尿剂应用过度；或强利尿剂与ACE抑制剂合用，造成肾前性氮质血症。注意不要在心力衰竭时强利尿剂应用过度；或过度大剂量合用强利尿剂与ACE抑制剂。其处理见"ACE抑制剂用药中的暗礁——低血压和肾功能障碍"。

严重心力衰竭晚期多数发生少尿或无尿，此时多因反复、多次使用峻利逐水的强利尿剂，尤其速尿反复、多次静脉注射或滴注，造成利尿剂抵抗，这种情况在强利尿剂速尿和ACE抑制剂同时应用时，尤其常见。其处理方案见"心力衰竭病人少尿无尿怎么办"。若药物治疗无效，这时可以应用床旁血液透析或超滤治疗。

严重心力衰竭伴恶液质，这时除严重水肿外，尚有低钠、低氯、低钾、肝大、黄疸、消瘦、白蛋白降低等。用好ACE抑制剂、β受体阻制剂、醛固酮受体拮抗剂螺内酯，并与中医中药合用，仍然可能恢复很好。其处理见"重症心力衰竭伴稀释性低钠血症怎么办"。

严重心力衰竭伴室性心律失常，用好ACE抑制剂、β受体阻制剂、醛固酮受体拮抗剂螺内酯，严重心力衰竭和室性心律失常可以改善或消失。其处理见"心力衰竭患者并发室性心律失常和心脏猝死的防治策略"。

严重心力衰竭伴室上性心律失常，用好ACE抑制剂、β受体阻制剂、醛固酮受体拮抗剂螺内酯，严重心力衰竭和室上性心律失常见,同样可以改善或消失。见"严重心力衰竭时防治心律失常的思考"和"心力衰竭并发房性心律失常的处理经验"。

本书列举了许多临床情况的处理范例，可供青年医生、患者及家属参考。请参阅有关章节。

下面介绍1例终末期难治性心力衰竭伴严重肾功能损害病例的处理经验，可见晚期难治性心力衰竭伴严重肾功能损害也未必不能治好。

某男，46岁，心前区憋闷、气短、憋气、呼吸困难，不能平卧已7年余。患者有高血压和重度肥胖病史已10余年。高血压最高达到220/120mmHg，体重101kg，身高165cm，BMI 37，为重度肥胖患者。患者在本市医院住院期间经过降压治疗后，血压仍持续高达160/90mmHg，心率达100～110次/分，因气短、严重呼吸困难，间不能平卧不能控制转入我院。患者严重呼吸困难，呈端坐位呼吸，双肺满布干湿性啰音，呼吸困难的原因部分是由于高度肥胖诱发。转入我院后持续不能平卧、腹胀、下肢水肿，给予益恒（喹那普利）10毫克一天二次，双氢克尿塞50毫克一天一次及速尿20毫克一天一次，血压已明显下降，持续稳定在120～140/70～100mmHg，心率稳定在90～100次/分，病情改善，患者可以维持半卧位。2－D心脏超声检查显示，左心室舒张期末内径（LVEDD）84mm，左心室收缩期末内径（LVESD）70mm，LVEF 28%，FS 14%，左房径58mm，右房右室径均在52mm以上，为全心扩大。住院后生化检查血钾高达5.37mmol/L，血尿素氮16.1mmol/L，肌酐160mmol/L，血糖不高，尿蛋白＋＋，患者因长期高血压，已有高血压肾损害。住院后曾给予益恒10毫克一天二次，速尿20毫克一天一次，以后因血压降得较低，遂将益恒（喹那普利）10毫克一天二次改为10毫克一天一次，去速尿，改为双氢克尿塞25毫克一天一次，螺内酯20毫克一天三次，下肢水肿和腹水逐渐消退，能平卧。于是，加用博苏（比索洛尔）1.25毫克一天一次，5天后改为1.25毫克一天两次，因为血压较高，而水肿得到控制，10天后改为2.5毫克一天两次，患者血压持续稳定在100/60mmHg。患者心悸、胸闷、呼吸困难、憋气完全消失。住院一个月后体力增进，再无心前区憋闷、气短，呼吸困难发作，身体健康。出院时体重减到97 kg，血尿素氮降到7.30mmol/L，肌酐降到91.0mmol/L，已完全恢复到正常范围内。右室右房明显缩小到35～45mm，LVEF上升到42%，FS上升到21%；8个月后LVEDD已降至50mm，LVESD降至36mm，LVEF升至56%。心脏功能和心脏大小已恢复正常；同时肾功能也已恢复正常范围。

该患者显然由于高血压、肥胖、代谢综合征并发慢性心力衰竭和肾功能障碍，最终通过给予ACE抑制剂、β受体阻滞剂和螺内酯后降低血压，并控制体重后使心功能和肾功能明显改善，心脏缩小可能明显受益于ACE抑制剂、β受体阻制剂、醛固酮受体拮抗剂螺内酯对严重心力衰竭的防治作用，此种综合治疗对于严重心力衰竭时伴室性心律失常和猝死仍有防治作用。

扩张型心肌病并发严重心力衰竭的患者在我国也有大量人群，心力衰竭严重时，心室重构和心力衰竭是很难逆转的，能否完全逆转或改善？可参看下面成功治疗的病例。

某男，51岁，胸闷、气短、心悸，不能平卧已3年余。1年前因胸闷、气短、不能平卧、腹水、紫绀、下肢水肿加重，以扩张型心肌病并发严重心力衰竭入山东某医院。入院后查体，血压120/75mmHg，心率88次/分，两肺满布干湿啰音，不能平卧，心电图为右束支传导阻滞伴有频发室性早搏和短阵室速。腹部膨隆，腹水征阳性，肝大达盆腔，巩膜黄染，下肢高度水肿。并有严重低钾、低蛋白血症。2—D心脏超声显示左心室舒张期末内径（LVEDD）79mm，左心室收缩期末内径（LVESD）72mm，LVEF19%，FS 6%，左房径59mm，右房径58mm，右室径60mm，为全心扩大，并有少量心包积液，符合扩张型心肌病的诊断。因患者同时有低钾和低蛋白血症，对于该患者来说最重要的不是控制室性早搏和短阵室速，而是首先控制电解质紊乱低钾、低蛋白血症和液体潴留，然后才能改善心室重构，纠正心力衰竭。于是给予患者706代血浆250ml＋多巴酚丁胺40毫克＋氯化钾＋速尿20毫克静脉点滴，15～20滴/分。静脉用药数次后，水肿消退，肝脏缩小。因肝脏和右心极度增大，考虑有肺栓塞的可能性，曾给予肝素和华发令。并给予双氢克尿塞50毫克一天一次，速尿片20毫克一天一次，螺内酯40～60毫克一天三次，ACE抑制剂卡托普利25毫克一天三次，可达龙控制频发室性早搏和短阵室速；因扩张型心肌病可能有炎症反应参与发病，并发严重心力衰竭时，考虑肾上腺皮质激素应该有良效，曾给予大剂量强的松治疗。10余天后两肺无啰音，下肢水肿、胸水及腹水完全消失，肝区叩击痛消失，肝脏明显缩小。其间结合给予补气养阴、升阳益气、活血化瘀中药以扶正培本。患者渐能平卧，于是加用倍他乐克自6.25毫克一天二次开始，每周增量12.5毫克，逐渐增量至一天62.5毫克，最后达到125毫克。用药过程中因为加入补气养阴、升阳益气、活血化瘀中药以扶正培本，故患者未出现明显心脏功能减退现象，用药1月余，心悸、胸闷、憋气消失，再无心力衰竭发作。治疗3月余，出院时2－D心脏超声显示：左心室舒张期末内径（LVEDD）降到72mm，左心室收缩期末内径（LVESD）降到68mm，LVEF升到29%，FS升到16%，左房径降到40mm，右房径降到38mm，右室径降到38mm，全心扩大明显改善。坚持治疗半年后患者体力增进，身体健康，已经恢复正常工作，患者已经全无任何临床症状。此病人完全恢复实在令人鼓舞。

某女，14岁，1年半来活动时气短、咳嗽，不能平卧，双下肢水肿，因日渐病情加重就诊于多家医院，为拯救孩子生命准备行心脏移植术。入院后查体：心率114/分，心律不整，可闻脉间歇，心电图示频发室性早搏，阵发性室性心动过速（很易猝死），血压100/70 mmHg，巩膜黄染，不能平卧，两肺呼吸音粗，可闻湿啰音，肝区叩击痛，2—D心脏超声显示，左心室舒张期末内径LVEDD64mm，左心室收缩期末内径LVESD51mm，LVEF41%，FS20%，左房径55mm，右房径53mm，右室径50mm，为全心扩大，符合扩张型心肌病的诊断。入院后给予地高辛0.125毫克一天一次，安体舒通20～40毫克一天三次，双氢克尿塞25毫克一天一次，培垛普利2毫克一天一次，强的松40毫克每天早晨一次，患者很快可以平卧。然后加用倍他乐克12.5毫克一天二次，每周增量12.5毫克一天一次，逐渐加量至一天175毫克，4个月后，LVEDD降至58mm，LVESD降至44mm，LVEF升至46%，左房径降至53mm，右房径降至34mm，右室径降至32mm，患者明显好转，再无心力衰竭发作。出院半年后身体健康，心脏大小已接近恢复正常。

以上两例说明，即使扩张型心肌病并发严重心力衰竭的患者，采用恰当的药物治疗策略后，心室重构可以逆转，心力衰竭完全有恢复的希望。

某男，54岁，心慌、气短、胸闷、憋气、呼吸困难十余年，有肥厚型心肌病家族史。不能平卧已3年余，心电图为房颤律，心率仅有30～40次/分，面部静脉及颈静脉高度怒张，似"海蛇头"。呼吸困难呈端坐位，大量腹水，腹部膨隆如鼓，下肢水肿，阴囊肿大如茄子，下肢及阴囊流淌渗液，生化检查总蛋白低于60g/L，白蛋白低于30g/L，黄疸。2—D心脏超声检查发现，肥厚梗阻型心肌病已向扩张性心肌病转化，LVEDD已达68mm。能否救活？没有把握。因患者家境贫穷，于是先给患者安装VVI临时心脏起搏器，起搏心率调至80bpm。并给予依那普利2.5毫克一天两次，螺内脂60毫克每天三次及呋塞米40毫克一天三次，双氢克尿塞50毫克一天一次口服。并给予706代血浆250毫升＋多巴酚丁胺40毫克＋速尿40毫克静点，15滴/分。患者迅速感到轻松，一昼夜利尿3000毫升，发亮的下肢及阴囊立即变皱，腹部轻松变软，又连用静滴706代血浆两次，患者迅速好转。患者因经济紧张，自带临时起搏器回家。1月后患者再次住院，水肿全消，能平卧，可下床活动。于是将临时心脏起搏器更换为永久VVI心脏起搏器。继续应用大剂量螺内酯、ACE抑制剂、双氢克尿塞和速尿，患者可平卧，劳动能力大为改善，心脏缩小，胸闷、憋气消失。

某女，76岁，憋气、胸闷、气短、不能平卧反复入院。患高血压10余年，有"慢性支气管炎"病史，血压持续高达160～180/80～100mmHg，心率76～110次/分，不能平卧，严重呼吸困难，两肺湿性啰音，下肢浮肿、肝大、黄疸、腹水，多次因严重心力衰竭入院。心电图为完全性左束支传导阻滞＋I°房室传导阻滞，P-R间期0.26秒，考虑三束支传导阻滞。2—D心脏彩色超声显示左室扩大，左心室舒张期末内径68mm，左心室收缩期末内径58mm，左室射血分数30%，患者多次发生急性左心衰竭，经用ACE抑制剂、螺内酯、呋塞米及双氢克尿塞治疗后，患者渐能平卧，血压仍高达150～160/90～100mmHg。考虑病人为三束支传导阻滞，计划安装三腔双心室同步心脏起搏器，使左右心室同步，消除左束支传导阻滞的不利作用，但家属未同意，只同意安装DDD心脏起搏器。起搏器安装后，因心律和心率有保障，故加大β受体阻滞剂博苏剂量，由1.25毫克一天一次，逐渐增量，最后博苏剂量达一天15毫克。患者血压持续稳定控制在120/80mmHg左右，心率持续控制在60～70次/分。经过半年治疗，左心腔由68mm缩至49mm，左心室射血分数由30%上升至54%，患者完全恢复健康。

"问苍茫大地，谁主沉浮"？

此两例患者恢复健康，是靠起搏器？是靠药物？我看主要靠ACE抑制剂、β受体阻滞剂和醛固酮受体拮抗剂螺内酯的应用。起搏器在用药过程中仅仅起到了保证心律和心率的作用。

"山重水复疑无路，柳暗花明又一村"。

这是我国南宋著名诗人陆放翁"游山西村"中的诗句，对于此情此景甚为贴切，在这里引用此诗，我想以此诗鼓励患有难治性心力衰竭的朋友，希望他们鼓起生活的勇气，坚定战胜心力衰竭的信念，持之以恒，坚持不懈地进行努力，坚持正确的防治策略，有利的形势和心功能的恢复，可能就在坚持一下的努力中。

## 43 休养生息治疗心力衰竭，心脏缩小不是梦

宽阔雄健的臂膀是力量的象征，大如牛心的心脏却意味心室重构、心肌收缩无力和心力衰竭，并意味着容易发生室性心律失常和心脏猝死。

那么，健康的心脏应该多大呢？青年时期，心脏总重量不过250～280克；老年时，心脏功能减退，重量却在增加。即使没有心脏病，60岁以后也要增至300～350克。肥大的心脏就意味着心脏"机构臃肿，运转乏力"。

心脏明显扩大，其实就是心室重构，就是心力衰竭的前兆。目前心力衰竭主要发生在冠心病、高血压、糖尿病，扩张型心肌病患者身上，也可发生于心肌炎后心肌病和地方性心肌病患者。当高血压或心肌梗死后，心腔内压力很高，心壁变薄，心腔扩大，回缩力越来越小时，心力衰竭就发生了。前面已经讲到，心力衰竭是可防可治的。该如何防治呢？

传统的心力衰竭治疗方法为：休息、低盐、强心、利尿、抗感染。过去的疗法一言以蔽之，可以称为"病马加鞭"。心力衰竭就像"病马"，还要"加鞭"，应该增加病死率或促进早死。

心力衰竭时，尤其严重心力衰竭时，就像对待"病马"一样，只有让病马"体养"才能"养精"，"养精"才能"蓄锐"，"休养"才能"存活"，"存活"才能"生息"。只有"休养生息"的策略才能使衰弱的心脏充分康复。如何休养呢？可采用下篇介绍的休养方法和以下的药物治疗策略。

**β受体阻滞剂** 如美托洛尔（倍他洛克）、比索洛尔

（康可、博苏）和卡维地洛。它们可以暂时降低心肌收缩力、减慢心率。只有这样，已经衰弱的心脏才能逐渐恢复正常的功能，应用这类药物应逐渐加量（见β受体阻滞剂治疗慢心力衰竭——"孩子抱牛"疗法），要有"滴水穿石"的耐心和百折不挠的毅力。如美托洛尔从6.25毫克，一天二次开始，逐渐增加剂量至一天150～200毫克，甚至200毫克以上。增加剂量的过程要持续2～3个月。比索洛尔（博苏、康可）从1.25毫克一天一次开始，每1～2周增量1.25毫克，直至一天10毫克或10毫克以上。加量过程中若出现心力衰竭加重或收缩压降至80～90mmHg或以下时，应立即暂停加量，直至退回原来能够耐受的剂量。值得注意的是，β受体阻滞剂是一个暂时抑制心肌收缩性能的药物，用药初期的一个月内，心功能可能出现明显减低。这时，应加强ACE抑制剂、利尿剂、螺内酯、洋地黄和补气养阴、升阳益气等药物的应用，暂时改善脏器供血和心脏功能。待心功能逐渐改善后再适当增加剂量，加量时以患者能耐受、心功能不恶化为原则。也可在β受体阻滞剂应用的同时和整个过程中，采用补气养阴、升阳益气的中药作为β受体阻滞剂改善心脏功能的辅助疗法。

ACE抑制剂　肾素-血管紧张素-醛固酮系统和交感-肾上腺素能系统激活在慢性心力衰竭时都对心力衰竭有负面作用，这类药物能减低这两个系统对心脏的毒性。代表药物为依那普利，可从2.5毫克一天二次开始，用至10毫克一天二次。另外，醛固酮受体拮抗剂螺内酯可以拮抗血管紧张素Ⅱ和醛固酮的有害作用，其降低死亡率疗效非凡。它可抑制心肌纤维化，改善心室重构。一般推荐剂量为一天20毫克，根据我们的经验，也可用至更大剂量。

如果说以上的西药治疗能够使心脏很好地"休养"，那么，传统的中医中药通过补气养阴、活血化淤、扶正培本，能够促进衰弱心脏的复原，这就是"休养生息"治疗心力衰竭的方法和原则。

通过临床观察，大多数慢性心力衰竭病人是由冠心病所致，多数表现为脾肾阳虚、气滞血淤或气阴两虚型。行气才能活血，活血才能化淤，去淤才能生新，扶正才能培本。于是可以把补气养阴与活血化淤药并用，就能起到很好的作用，主要药物包括：黄芪、柴胡、党参、麦冬、五味子、丹参、丹皮、赤芍、川芎、降香、红花等，以及熟地、山药、山萸肉、茯苓、泽泻、丹皮、制附子、桂枝、白术等。

将"休养生息"法合理运用，衰弱的心脏就会逐渐恢复正常的功能。近年来通过中西医结合治疗的临床验证，许多严重心力衰竭患者扩大的心脏明显缩小或心室腔完全恢复正常，心脏功能明显改善或完全恢复，生活质量有了很大的提高。这些事实证明，"休养生息"法确实可以通过治疗使扩大的心脏缩小，使心功能改善。

另外，心力衰竭的治疗，正如ACC/AHA慢性心力衰竭治疗指南中，将心力衰竭的发展分为A、B、C、D四个阶段（见心力衰竭的病因）一样，必须建立心力衰竭的"全面防治战略"和"步步为营"的预防措施。例如在A阶段，仅有发生心力衰竭的疾病或危险因素，如冠心病、高血压，这时就要积极预防疾病，以减低对心肌的危害，防止发生心力衰竭的可能性。例如，这时即应该采用β受体阻滞剂和ACE抑制剂治疗，并应该积极采用健康生活方式，戒烟并采用他汀类药物降脂治疗。

在B阶段，已有器质性心脏病并有心室重构，但无心力衰竭发生，这时除采用上述措施外，重用β受体阻滞剂、ACE抑制剂逆转心室重构，并应积极稳妥的控制糖尿病和高血压，要注意采用已有大型临床试验证实的药物干预治疗。

在 C 阶段，病人已发生心室重构，并且已出现有临床表现的心力衰竭，这时首先采用利尿剂控制液体潴留（见小剂量，常利尿），并加入醛固酮受体拮抗剂螺内酯，抑制醛固酮系统激活。可采用小剂量洋地黄，如地高辛一天仅用0.125毫克口服，以帮助稳定病情。并给予小剂量 ACE 抑制剂，如依那普利 2.5 毫克一天二次。在此基础上，病情可得到初步稳定和控制。有些病人认为，病已治好，就和医生再见了。不然，这只是治疗才刚刚开始。"宜将盛勇追穷寇，不可沽名学霸王"，应将 β 受体阻滞剂逐渐增量，直至达到靶剂量。只有 β 受体阻滞剂达到靶剂量，病人才有安全的保障，医生才能有决胜的希望。

在 D 阶段，病人已近终末期心力衰竭，心力衰竭治疗指南推荐的治疗措施为间断应用正性肌力药物静脉滴住，机械辅助循环装置，心脏移植，心肌细胞移植，人工心脏等［见附录美国心脏学会（ACC）/美国心脏协会（AHA）关于终末期难治性心力衰竭的治疗指南］。

其实，即使是终末期难治性心力衰竭患者，虽然患者死亡的危险性极大，但是，如果认真实施本书中所阐述的策略，克服一切消极因素，使之转化为积极因素，许多病人仍可化险为夷，转危为安。一旦病人从危险的死亡线上挣脱，我们即可赢得时机，实施步步为营的积极防治战略，即"点点滴滴化解矛盾，时时处处培植正气，方方面面避害兴利，日积月累战胜疾病"的理念。

下面是通过休养生息策略使扩大的心脏缩小的例子。我想通过这些实例，进一步坚定患者和家属克服困难、战胜疾病的信心和毅力。

某男，38 岁，严重呼吸困难、憋气、胸闷、心悸、气短、端坐呼吸、不能平卧半年余，自乳房以下全身水肿，

2-D超声发现大量胸腔积液、腹腔积液和心包积液，左心室舒张期末内径（LVEDD）77mm，左心室收缩期末内径（LVESD）67mm，左心室射血分数（LVEF）30%。其余心腔均明显扩大，诊断为扩张性心肌病心力衰竭。因心力衰竭和严重水肿展转在多家医院治疗，心力衰竭和严重水肿无论如何不能控制，而转我院治疗。患者血压130/80mmHg，心率110次/分，端坐呼吸，不能平卧，并有室性早搏二联律，患者同时有低钠、低钾、低氯和低蛋白血症。对于该患者来说最重要的不是控制室性早搏二联律，而是首先控制电解质紊乱和液体潴留，然后改善心室重构，纠正心力衰竭。于是给予患者706代血浆500毫升＋多巴酚丁胺80～100毫克＋氯化钾＋速尿20毫克点滴，15～20滴/分，静脉用药数日后，水肿逐渐消退，其后给予地高辛0.125毫克一天一次，双氢克尿塞50毫克一天一次，速尿片20毫克一天一次，螺内酯40～60毫克一天三次，ACE抑制剂依那普利5毫克一天二次，10天后患者能平卧，两肺已无啰音，下肢水肿、胸水及腹水完全消失，肝区叩击痛消失，考虑患者已恢复干体重。于是给予倍他乐克6.25毫克一天二次，以后每周一天增加12.5毫克。用药过程中出现无力、头晕及血压降低，于是给予黄芪、丹参、党参、麦冬、五味子、柴胡、桂枝、茯苓等升阳益气、补气养阴的中药，病情持续稳定。倍他乐克逐渐增量至一天200毫克，3个月后左室舒张末内径已缩至62mm，随着倍他乐克加量，室性早搏消失，半年后LVEDD降到55mm，LVEF升到50%；1年后LVEDD降到50mm，LVEF升到58%，患者已全无临床症状，完全逆转了心室重构和心力衰竭。可胜任交警日夜熬战的工作。其疗效明显得益于升阳益气的中医中药？明显得益于ACE抑制剂？明显得益于应用大剂量倍他乐克和螺内酯？我认为明显受益中西医药的综合治疗，两种措施有相得益彰之妙。

冠心病并发心力衰竭构成了慢性心力衰竭的最大多数人群，严重心室重构和心力衰竭是最难逆转的。能否完全逆转？请参看下面成功治疗的病例：

某男，65岁，因胸闷、憋气、呼吸困难、不能平卧，以广泛前壁心肌梗死后心力衰竭入院。患者心肌梗死后持续不能平卧已3月余，肺部经常有湿性啰音，明显呼吸困难、气短，心率经常在110～120次/分。在常规强心剂地高辛、利尿剂双氢克尿塞、螺内酯和ACE抑制剂雅施达治疗后，心力衰竭明显好转，已能平卧。左心室舒张期末内径达70mm，左心室收缩期末内径达62mm。用美托洛尔（倍他乐克）由小剂量逐渐增至一天200毫克，在倍他乐克用药的同时，给予补气养阴、升阳益气中药黄芪、柴胡、丹参、人参、麦冬、五味子、茯苓等补气养阴、升阳益气、扶正培本。经过坚持不懈的努力，奇迹出现了，半年后病人明显好转，已能上下四层楼不气喘。1年后，无呼吸困难，自感精神倍增，体力充沛。经查心脏B超，左室射血分数已达62%，短轴缩短率已达33%，左心室舒张期末内径已缩至51mm，左心室收缩期末内径已缩至34mm，已达正常范围。患者长途旅行，爬上3000米以上高山也可胜任。您看，这不是采用休养生息的治疗策略明显逆转了心肌梗死后的左室重构和心力衰竭吗？

某男，68岁，明显呼吸困难、气短、心悸、频繁室性早搏，以陈旧性广泛前壁心肌梗死、心力衰竭、频发室性早搏入院。患者曾在心肌梗死后多次进行冠状动脉介入治疗，半年来患者不能平卧，肺部经常有湿性啰音，心率经常在90～110次/分。2—D超声显示，左心室舒张期末内径

(LVEDD)76mm,左心室收缩期末内径(LVESD)68mm,左心室射血分数(LVEF)24%。其余心腔也明显扩大,诊断为缺血性心肌病心力衰竭。患者血压110/70mmHg,心率110次/分,端坐呼吸,不能平卧,频发室性早搏二联律。对于该患者来说,首先是消除液体潴留,应用双氢克尿塞、速尿、螺内酯,以及ACE抑制剂等控制液体潴留。经10余天治疗后明显好转,已能平卧。于是用美托洛尔(倍他乐克)由小剂量开始,并同时应用补气养阴、升阳益气中药柴胡、黄芪、丹参、党参、麦冬、五味子、桂枝、白术等辅助治疗,倍他乐克由每天12.5毫克逐渐增至一天225毫克,奇迹出现了,半年后病人明显好转,左心室舒张期末内径缩到62mm,左心室收缩期末内径达52mm,上下四层楼已不气喘。1年后,无呼吸困难,自感精神倍增,体力充沛。2—D心脏超声显示,左心室射血分数已升至56%,左室舒张期末径已降至54mm,左心室收缩期末内径降至40mm,心脏大小和心功能已经完全恢复正常,自感一切体力活动不受限制。

某男,69岁,胸闷、气短、心悸、不能平卧反复发作。以冠心病、陈旧性心肌梗死、缺血性心肌病、心力衰竭收入院。患者5年前因胸闷、气短、大汗,以急性广泛前壁心肌梗死入某院,冠脉造影示左降支95%狭窄,其他冠脉也有狭窄。曾行冠脉溶栓及支架治疗。以后因频繁心绞痛发作,发现支架内再狭窄,又再次支架治疗。以后又频繁发作心绞痛,冠状动脉造影发现置入支架内又再狭窄,又行切割球囊治疗。本次入院前5天心慌、胸闷、憋气、心悸、频发室性早搏、不能平卧加重入院。高血压史7年。入院后查体,血压110/70mmHg,心率68次/分,两肺无干湿啰音,心电图有Ⅰ度房室传导阻滞,P-R间期0.24~0.26秒,V1~V6

均呈病理Q波，心电图发现频发室性早搏。2—D心脏超声示左心室舒张期末内径（LVEDD）68mm，左心室收缩期末内径（LVESD）55mm，LVEF 24%，FS 16%，左室心尖部膨隆，疑及左室心尖部室壁瘤形成。入院后给予补气养阴、升阳益气、活血化淤中药以扶正培本，并给予肠溶阿司匹林50毫克一天一次，阿托伐他汀10毫克一天一次，科素亚50毫克一天一次（因患者不能应用ACE抑制剂），并给予螺内酯20毫克一天三次及双氢克尿塞12.5～25毫克一天一次。患者渐能平卧，于是加用倍他乐克自12.5毫克一天二次开始，每周增量12.5～25毫克，逐渐增量至一天200毫克，最后达225毫克。用药过程中因为加入补气养阴、升阳益气、活血化淤中药以扶正培本，故患者未出现明显心脏功能减退现象，用药1月余，心悸、胸闷、憋气消失，再无心绞痛发作。坚持治疗1年后患者体力增进，身体健康，LVEDD已降至55mm，LVESD降至46mm，LVEF升至54%。这些指标均已恢复正常，患者已经全无任何临床症状。此病人心脏大小和心脏功能完全恢复实在令人鼓舞。

某男，70岁，1年来活动后心悸、胸痛、呼吸困难、气短、不能平卧加重5天住院。17年前因胸痛、憋气、大汗，曾以急性广泛前壁心肌梗死、糖尿病住院治疗。1年多来，活动后胸痛、气短、不能平卧明显加重，并伴有头晕、心悸及高血压。查体心率40～50次/分，心律不整，可闻脉间歇，心电图示频发室性早搏，二联律，血压140～150/80～90 mmHg，巩膜轻度黄染，不能平卧，两肺呼吸音粗，可闻湿啰音，肝区叩击痛，查心脏2—D超声显示，LVEDD68mm，LVESD61mm，LVEF 24%，FS 12%，左室前壁运动减低，近心尖部无运动，可疑心尖部室壁瘤。提示缺血性心肌病。入院后给予肠溶阿司匹林75毫克一天一次，安体舒通40毫克一天三次，双氢克尿塞

50毫克一天一次,速尿片20毫克一天一次,依那普利10毫克一天二次,并加入黄芪、丹参、茯苓、党参、麦冬、五味子、甘草等活血化淤、补气养阴的中药,患者很快可以平卧。患者曾在美国进行冠脉造影,因病变复杂,未进行支架及冠脉搭桥术治疗。患者因心动过缓,行DDD永久心脏起搏器安装术,术后患者心悸、气短明显好转,因房室传导功能好,改为AAI起搏,然后加用博苏1.25毫克一天一次,每周增量1.25毫克一天一次,渐加至一天10毫克,3个月后,LVEDD降至64mm,LVESD降至54mm,LVEF升至37%,患者明显好转,再无心力衰竭发作。半年后LVEDD降至58mm,LVESD降至46mm,LVEF升至40%,患者再无心力衰竭和心肌缺血发作,室性早搏完全消失,活动时无任何疲乏、胸闷及气短。此例极为难得的是心肌梗死后已经近20年,居然在较短时间内使心脏大小和心脏功能已接近恢复正常。

以上4例说明,即使冠心病引起的严重心力衰竭,采用恰当的药物治疗或介入治疗策略后,心室重构可以逆转,心力衰竭完全恢复大有希望。

"山重水复疑无路,柳暗花明又一村"。

希望患有心脏扩大和顽固性心力衰竭的朋友,牢记"休养生息治心衰,心脏缩小不是梦"的理念,抛弃"夕阳西下,断肠人在天崖"的消极情绪,使心脏缩小和心功能改善的良好愿望,是完全有可能实现的。

## 44 心脏病和心力衰竭病人的养生之道

中国古语道"寡欲心常泰,无求品自高"。

在长期与心脏病的斗争中,我将其改为"寡欲身常泰,无求心自安",并经常介绍给经我诊治的病人。

无疑,心力衰竭病人应注意修身养性,不急不躁,在生活中遵循维多利亚宣言的原则:即"合理膳食,适量运动,戒烟限酒,心理平衡"。

轻度和中度心力衰竭病人,通过应用现代心力衰竭治疗指南推荐的治疗方法和治疗药物,可在家庭风平浪静的良港中,过风平浪静的生活,长时间保持病情稳定,从事轻工作或日常工作。但是,心力衰竭病人必须注意克服诱发心力衰竭并加重心力衰竭的危险因素。增强体质,避免感冒、感染、奔波劳累,以及大起大落的精神动荡和情绪波动,并注意劳逸结合、动静适度。

美国疾病预防控制中心(CDC)专家指出,心血管疾病的防治,50%归因于改变生活方式(戒烟、合理膳食和运动),20%归因于遗传,20%归因于环境因素,10%归因于患者的治疗。这也合乎中国人"三分吃药,七分养"的原则。

因此,注重身心修养,改善生活方式大有可为。

对于心力衰竭病人,要劝病人过清静、理智的生活。反对像雄鸡一样争斗;反对骄奢淫逸、烟酒无度;反对大油大脂、蛋黄鱼籽、海参、鱿鱼吃个没完没了。要劝其生活轻松飘逸,像鸟儿一样歌唱,像鱼儿一样翔游。

内经《素问·四气调神大论篇》写道,"春三月,此谓发陈。天地俱生,万物以荣,夜卧早起,广步于庭,被发缓形,以使志生;生而勿杀,予而勿夺,赏而勿罚,此春气之应,养生之道也"。

心力衰竭病人正是要以这种披发缓形、广步于庭的闲情逸志,好似春天天地俱生、万木以荣的活泼向上的心境,满怀希望,高兴而平静地处世为人。心力衰竭病人应该七八分饱,二三分饥,少食大油大脂,少食过咸食品。应该采用一个稳定的粗茶淡饭的食谱和清淡、简朴、安逸的生活方式。淡字体现少盐,淡字体现少烟少酒,淡字体现少油少脂;淡字同时体现淡泊名利地位,淡薄纸醉金迷;淡字体现老老实实做学问,平平淡淡度人生。

慢性心力衰竭病人不应常规吸氧,这对病人没有好处。心力衰竭病人只要能坚持运动,仍需坚持适当的体力活动和劳动锻炼。这对于提高生活质量、生命质量,并从运动中获取生活的快感和生命的价值十分重要。也只有运动才能改进体质、增进食欲、增进肌力,并使肌肉丰满,避免废用萎缩。同时防止脱钙,防止动静脉血栓形成。轻度心力衰竭病人,只要不是太劳累,给心脏造成的负荷太大,仍可坚持家庭生活的正常化,这对于促进家庭和睦,生活美满,增加生命和生活意义均很重要。

心力衰竭病人中 2/3 是由冠心病引起。对于老年心力衰竭病人来说,大部分是由高血压和冠心病引起的。而相当大一部分病人的心力衰竭或肾功能障碍又与高血压和糖尿病密切相关。因此,心力衰竭病人的养生之道和治疗法则应遵循下述 A、B、C、D、E 的原则。

**A(阿司匹林、ACE 抑制剂、醛固酮受体拮抗剂)** 即冠心病、糖尿病和高血压(血压控制至<140/90mmHg 以下时)病人,应该服用阿司匹林,它可使冠心病死亡和再梗死危险降低 25%;ACE 抑制剂可预防冠心病、高血压和糖尿病进展;醛固酮受体拮抗剂螺内酯,在 RALES 试验中证实,小剂量螺内酯可使重症心力衰竭病人全病因病死率降低 30%,心

血管病死亡率降低31%，并减少心力衰竭加重住院36%，并降低心梗后心力衰竭病人病死率，改善心室重构。因此，上述药物对心力衰竭病人应该坚持服用。但需注意，大剂量应用阿司匹林及其他非甾体类抗炎药时，有时可能减低ACE抑制剂的疗效，并有可能使心力衰竭和高血压难以控制。

**B（β受体阻滞剂，血压控制）** 是应用β受体阻滞剂和控制血压，这确实是十分重要的（见前），尤其对于老年心力衰竭，控制高血压即等于控制了心力衰竭。

**C（他汀类降脂药降低胆固醇和戒烟）** 本条是讲采用他汀类降脂药降低胆固醇，许多大型临床试验确定无疑地证实了其降低冠心病死亡率1/3及减低高血压和糖尿病人心血管事件的有利作用。现在，还证实他汀类药物对非缺血性心力衰竭患者具有改善心力衰竭的临床疗效。而戒烟的有利作用已经临床流行病学充分证实。综合上述A、B、C三项措施，可使冠心病的危险性降低90%。

**D（饮食和糖尿病控制）** 即对心脏病人，尤其心力衰竭病人要控制饮食和控制糖尿病。

**E（运动和教育）** 即让心力衰竭病人从事运动并进行健康教育。纽约心脏学会（NYHA）分级Ⅰ级及部分Ⅱ级心力衰竭较轻的病人仍可以坚持"1，3，5"的运动原则，即每天运动一次，每次30分钟，运动时心率达到的次数/分为170－年龄（岁），每周坚持运动5天。较重的病人可以采用症状限制的运动方式，即慢动作运动，有症状即停止运动。运动的好处可与药物治疗相匹美，并使ACE抑制剂和β受体阻滞剂增效。运动可以改善内皮功能，增进骨骼肌的代谢。短期研究证实，运动训练使神经内分泌激活下降，心室重构改善，并延缓心力衰竭进展。现有的长期研究提示，运动训练伴随住院率和死亡率下降。

内经《素问·上古天真论篇》对养生做了很好的描述，

写道"上古之人,其知道者(即懂得天道,懂得自然法则的人),法与阴阳(即取法阴阳之规律,按规律办事),合于术数(即符合健身之法则),食饮有节,起居有常,不妄作劳(妄作劳,即乱作劳,劳即劳神、劳力、房劳之意),故能形与神俱(形体和精神俱佳),而尽终其天年,度百岁乃去。今时之人不然也,以酒为浆(以酒作饮料,嗜酒无度),以妄为常(以不正常的、反自然规律的生活方式为正常生活方式),醉以入房(醉后行房事),以欲竭其精,以好散其真(淫欲过度,耗损真阴真阳),不知持满(不懂得保持精力饱满旺盛),不时御神(不懂得善驾驭自己的身心精力),务快其心,逆于声乐(只求得一时心快,陶醉声色犬马),起居无节(生活无节制与约束),故半百(50岁,指早逝)而衰也(故英年早逝)。"

讲了上面的原则,心力衰竭病人的护理,也自然浮出水面。心力衰竭病人应注意起居有节,食欲有度,劳逸结合,不妄作劳,保持平静心态,并采用低盐、低脂饮食,能平卧则平卧,不能平卧时则采取枕高位(高枕无忧)。并应用小剂量利尿剂、ACE抑制剂、螺内酯、β受体阻滞剂等。病情加重时,应该交付医生调治。

# 附录一 美国心脏学会（ACC）/美国心脏协会（AHA）关于终末期难治性心力衰竭的治疗指南（节录）

大多数收缩性或舒张性心力衰竭对于药物和非药物治疗反应良好，可享受人生，并延长生命。然而，尽管采取最佳的内科治疗，某些病人并不改善，并迅速出现症状。这些病人在休息或最轻体力活动时也有症状，包括严重疲乏，不能完成多数日常活动，通常具有恶液质的证据，常常需要反复长时间住院，并采取强化治疗措施。这些患者即代表心力衰竭的最晚期阶段，应采取特殊治疗策略，包括机械辅助循环支持，持续点滴正性肌力药物治疗，准备心脏移植或托付托老院治疗。

在病人被认定患有顽固心力衰竭之前，医生应该证实诊断的正确性，确定心力衰竭的病因和诱因，复核所有应采用的常规最佳治疗措施是否均已采用。

### 1. 液体潴留的处理

许多晚期心力衰竭病人的症状与水钠潴留有关，并对旨在恢复钠平衡的治疗措施反应良好。因此，对于终末期心力衰竭的治疗，关键是识别并认真处理液体潴留。

许多慢性心力衰竭病人液体潴留可采用低剂量袢利尿剂结合适当限盐处理。然而，随着心力衰竭进展，肾脏血流灌注下降，可能降低肾脏对利尿剂的反应。在这些病人，控制液体潴留可能需要袢利尿剂进行性加量，并常常需要增加第二个具有补助作用的利尿剂（美托拉宗）。采用这些措施后，病人仍有液体潴留的证据，通常需要住院，并静脉给予高剂量利尿剂。这些药物单独应用，或与可能增加肾血流量的药物合用，如静脉给予多巴胺和多巴酚丁胺。这种治疗措施可能使尿量显著增加。然而，这种利尿方法往往伴有氮质血症恶化，尤其病人正在应用 ACE 抑制剂时更易发生。假如肾功能稳定，轻、中度血尿素氮和肌酐升高不应降低利尿治疗的强度。然而，如果肾功能障碍严重，或者水肿顽固难治，这时则需要超滤或血液透析来控制液体潴留。应用这种机械性方法移除液体潴留，对于出现利尿剂抵抗的心力衰竭病人，可能具有明显临床益处，并恢复对常规袢利尿剂的反应。

　　通常，病人住院到稳定有效的利尿措施确立，最好住院直到恢复正常血容量。在这些目标到达之前出院，有液体潴留复发和再住院的危险，因为不能缓解的水肿本身就可减弱对利尿剂的反应。一旦达到血容量正常，即可确定病人的干体重，并作为利尿剂调整的连续观测靶标。许多病人能够根据体重变化调整利尿剂用量。限制饮食中钠低于每日 2 克可能有助于容量平衡的维持。液体潴留的持续控制需要心力衰竭治疗计划的参与，并得到强化，这种心力衰竭治疗计划可以提供液体潴留早期诊断和治疗所需要的监测和健康教育系统。

　　2. 应用神经-内分泌抑制剂

　　对照研究表明，晚期心力衰竭病人对于 ACE 抑制剂和 β 受体阻滞剂的治疗反应与轻中度心力衰竭同样有利。然而，随着心力衰竭进展，神经-内分泌机制在循环稳定中起着重要作用。因此，症状严重的心力衰竭病人可能不像轻中度病人那样，很好耐受神经-内分泌拮抗剂。处于终末期心力衰竭的病人，给予 ACE 抑制剂后，尤其易发生低血压和肾功能衰竭的危险。因此，患有顽固性心力衰竭的病人，可能仅能耐受小剂量神经-内分泌拮抗剂，或完全不能耐受。

　　因此，医生在终末期顽固心力衰竭病人采用 ACE 抑制剂和 β 受体阻滞剂治疗时，必然格外小心。如果病人血压低于 80mmHg，或者患者有周围低灌注的征象，均不能启动用药。另外，如果病人最近有明显液体潴留，或最近需要静脉正性肌力药物治疗，也不应启动 β 受体阻滞剂治疗。启动 ACE 抑制剂或 β 受体阻滞剂治疗应从很小剂量开始，应密切监测病人出现不能耐受的症状和体征。如果病人能耐受低剂量，可以考虑增量，但增量后可能不能耐受。但是，大型临床试验提示，这些药物即使采用低剂量，仍可获益。

病人不能耐受 ACE 抑制剂或 β 体阻滞剂，可考虑另外的药物治疗。硝酸酯和肼屈嗪联合应用，已证实对患有轻度、中度的心力衰竭症状，未服用 ACE 抑制剂或 β 受体阻滞剂的病人有改善存活率的有益作用。但是，对于终末期心力衰竭，正在给予这些神经-内分泌拮抗剂的患者，联用这些血管扩张剂的作用尚不明了。另外，许多病人采用这些直接起作用的血管扩张剂可能发生头痛或胃肠道不适，这可能限制了病人长期应用。对于晚期心力衰竭患者，已证实螺内酯延长生命，并降低住院危险。然而，支持适用该药治疗的证据来自仍保留肾功能的患者，在肾功能受损的患者，该药可能造成危险的高血钾。最后，虽然血管紧张素 Ⅱ 受体拮抗剂常作为 ACE 抑制剂的替代药品，这是因为他们咳嗽和血管性水肿发生率低。但是，现在仍不清楚，它们是否与 ACE 抑制剂同样有效。可以肯定，它们可能像 ACE 抑制剂一样，产生低血压和肾功能不全。

### 3. 静脉应用周围血管扩张剂和正性肌力药

患晚期顽固性心力衰竭的病人，因临床状况恶化频繁住院，住院期间，他们通常接受正性肌力药物（多巴胺、多巴酚丁胺、米力农）和血管扩张药物（硝酸甘油或硝普钠）治疗，以努力改善心功能，帮助利尿，提高临床稳定性。某些医生主张，在顽固性心力衰竭病人放置肺动脉导管，以获取血流动力学数据，可指导治疗药物的选用和剂量调整。然而，这种方法的依据受到质疑。因为许多治疗心力衰竭有效的药物是通过病人自身作用机制产生益处，这种机制不能通过测量短期的血流动力学作用进行评价。不管是否采用有创血流动力学监测，一旦病人临床状态稳定，应努力改为口服治疗方案，缓解症状，并减少之后恶化的危险。评价口服药物治疗方案的效果和耐受性，可能需要在静脉输液药物停用后观察至少 48 小时。

因多种情况病人不能断开静脉用药，过渡到口服用药时，可能需要放置留置导管，持续灌注多巴酚丁胺或米力农。这种治疗措施通常用于等待心脏移植的病人。但是，这种方法也在院外病人采用，病人虽未考虑心脏移植，但病情严重，不能出院。在所有使病人达到稳定状态的努力接连失败后，才可考虑在家持续输液，因为这种方法可能给家庭和卫生服务机构造成重大负担，并最终增加死亡的危险。然而，持续正性肌力药物支持疗法可能提供症状暂时缓解的机会，作为整体治疗计划的一部分，可使病人在家安详死去。持续静脉点滴正性肌力药物支持疗法可允许病人出院，这与间断给予静脉正性肌力药物疗法是有区别的，后者仅用于已成功从正性肌力药物支持下成功解脱的病人，仅在需要时短时间应用。在家或在门诊长时间、定期、间断给予静脉正性肌力药物，效果不佳，即使晚期心力衰竭患者，也不提倡。

### 4. 机械辅助装置和外科治疗

心脏移植是目前惟一已确定的难治性心力衰竭的外科治疗方法。但是，在美国每年不到 2500 人可应用此方法治疗。现在心脏移植的适应证已得到广泛共识，主要是病人证实有严重心功能损害，如峰运动氧耗量每分钟低于15ml/（kg·min），或低于正常预测值的 50%，或依赖持续静脉点滴正性肌力药物维持治疗。心脏移植的较少见的适应证包括反复发作威胁生命的室性心律失常、难治性心绞痛等，对现行的所有治疗方法均无效。

对于终末期心力衰竭的选择性外科治疗方法和机械性治疗方法正在研究开发中。在病人左室扩张造成治疗上具有重要意义的二尖瓣返流的病人中，二尖瓣修补或二尖瓣替换术后，血流动力学和临床状态有可能明显改善。然而，目前尚无对照研究评估这种方法对心室功能、临床状况或存活率的影响。体外循环装置已被批准用于心脏严重受损病人恢复时的循环支持。这种情况包括严重心肌缺血、开心术后休克、暴发性心肌炎，或准备对心力衰竭做决定性治疗，如心脏移植。左室辅助装置提供的血流动力学支持程度与体外循环相似，并且多数是可植入的，允许病人下地活动，并出院。现正进行的一个试验是评价顽固性心力衰竭病人长期应用这种装置的效果。某些研究提示，衰竭心脏长期机械性减压（如长达数月），可使心脏充分恢复，并最终可能允许装置移除，但这种事例现在还不常见。最后，虽然左室缩容术和心肌成形术作为治疗终末期心力衰竭的潜在外科手术方法令人鼓舞，但是这些方法未能导致临床改善，并伴有高度死亡的危险。室壁瘤切除术的一种变法现正在开发，用于缺血性心肌病的处理，但在心力衰竭治疗中的作用仍待明确。（刘 超）

# 附录二 美国心脏学会（ACC）/美国心脏协会（AHA）关于舒张功能障碍指南（节录）

**舒张功能障碍**

A. 病人的识别

大约 20%～40% 的心力衰竭病人保持正常的左室收缩功能（除外瓣膜病）。一般认为，这部分病人具有心室舒张功能损害，是导致症状的主要机制。有几种心肌疾病已认识到与舒张功能障碍有关，包括限制性心肌病、梗阻性和非梗阻性肥厚型心肌病，以及浸润性心肌病。然而，大多数表现为心力衰竭和正常收缩功能的病人并不能证实患有心肌疾病。虽然，其中某些病人超声心动图可以发现轻度向心性肥厚，但是大多数不存在动力性肥厚性心肌病的证据，如收缩期心室腔闭塞或二尖瓣叶收缩期前向运动。而且，对于肥厚梗阻型心肌病的治疗原则，并不适用于大多数心力衰竭而左室收缩功能正常的病人。

心力衰竭伴有正常收缩功能，主要见于老年妇女，这些人大多数患有高血压。这种认识可能与下述事实有关，增龄对舒张功能比对收缩功能影响更大。增龄与心脏和大血管的弹性功能降低有关，它导致收缩压和心肌硬度增加。心室充盈速率下降，部分是由于心脏结构的改变，如心肌纤维化，以及由于后负荷增加导致的主动舒张的下降。这些作用有害舒张功能，并因β肾上腺素能受体密度下降和周围血管扩张性能下降而恶化。这两者都是老年患者的特征。另外，老年患者同时并存许多疾病，如冠心病、糖尿病、主动脉瓣狭窄、房颤等，这些疾病可能损害心脏的舒张功能，或降低心室充盈时间。另外，心脏可能对糖尿病、高血压的反应可能还有性别差异性，妇女比男性对增龄造成的舒张功能障碍更为敏感。

B. 诊断

有关舒张功能异常的诊断很难做到精确。通常左室松弛率减慢时可以明确诊断，在左室容量正常和收缩性正常的病人中，这种生理性异常与左室充盈压升高的相关性具有特征性。无创性方法，尤其是根据多普勒超声心动图演生的方法，已发展成为帮助舒张功能异常诊断的方法。但是，进行这些检查时有明显限制，因为心脏充盈类型容易受到心脏负荷状态、增龄、心率变化，以及二尖瓣返流等非特异性改变和临时变化的影响。

在实践中，舒张性心力衰竭的诊断通常是根据病人存在典型心力衰竭的症状和体征，左室射血分数正常，超声心动图未发现瓣膜病的证据，并努力除外其他可能具有相似表现的疾病或临床情况之后，才成立诊断的（表）。

| 表　患有心力衰竭和左室收缩功能正常病人的鉴别诊断 |
|---|
| 心力衰竭诊断不正确 |
| 左室射血分数测量不准确 |
| 原发瓣膜病 |
| 限制性（浸润性）心肌病，如淀粉样变、肉芽肿、血色病 |
| 心包缩窄 |
| 发作性或可逆性左室收缩功能异常 |
| 严重高血压、心肌缺血 |
| 心力衰竭伴高代谢状态（心输出量增高） |
| 贫血、甲状腺毒症、动静脉瘘 |
| 慢性肺动脉病伴右心衰竭 |
| 肺动脉高压伴有肺血管病 |
| 心房黏液瘤 |
| 不明原因的舒张功能障碍 |

C. 治疗原则

舒张功能障碍引起心力衰竭与收缩功能障碍引起的心力衰竭不同，几乎没有临床对照试验可用于指导舒张功能障碍引起心力衰竭的处理。虽然已完成洋地黄、ACE抑制剂、血管紧张素受体拮抗剂、β阻滞剂和钙拮抗剂等对于左室射血分数正常的心力衰竭干预的对照研究，但是这些研究或者因为太小，或者尚未得出结论。许多舒张性心力衰竭病人采用这些药物治疗，归根结底是因为并存的疾病，如心房颤动、高血压、糖尿病和冠心病。另外，推荐应用抗凝剂和抗心律失常药物，既适用于收缩性心力衰竭，也适用于舒张性心力衰竭。

在尚无对照试验的情况下，舒张性心力衰竭的处理是基于控制生理性影响因素，如高血压、心率、血容量、心肌缺血等，已知道这些因素对心室舒张发挥重要作用。

1. 控制血压

高血压可能造成心脏结构和功能变化，对心脏舒张功能产生有害作用。已经证明，收缩压增高减慢心室舒张，并且高血压导致的心肌肥厚可能对左室腔被动硬化产生不利影响。医生应以指南为准，采用有效降压药物努力控制收缩压和舒张压，并使血压达到高血压患者无并发症所要求的靶目标，如低于130/80mmHg。

2. 控制心动过速

由于心动过速可缩短心室充盈和冠状动脉灌注时间，减慢心率或降低房颤时心室反应的药物，如β受体阻滞剂，可使舒张功能障碍病人症状缓解。在这些病人中恢复窦性心律的益处尚不清楚。然而，保持心房收缩对心室充盈的助泵作用，已经作为缓解心力衰竭严重性的一种解释。据报道，在老年病态窦房结综合征患者中，接受心房起搏与仅接受心室起搏相比,降低死亡的危险。然而,这些观察结果对于心力衰竭并发长期室上性心律失常的患者并不适用。存在收缩功能或舒张功能障碍,可能降低恢复并维持窦性心律所用药物的疗效,并增加其毒性。

3. 缩减中心静脉容量

因为循环血容量是心室充盈压的主要决定因素,应用利尿剂可能改善舒张功能障碍和收缩功能障碍病人的呼吸困难。

4. 缓解心肌缺血

因为心肌缺血可能损害心室舒张功能。在冠心病患者有症状,存在可证实的心肌缺血,并认定对舒张功能具有有害影响时,应考虑冠状动脉再血管化治疗,以改善心肌缺血。

(刘　超)

## 附录三  先天性心脏病心力衰竭的治疗

先天性心脏病的根本治疗措施为外科手术或内科介入治疗,对心脏先天性缺损进行矫正。心力衰竭的初始治疗包括经湿化瓶鼻导管给氧或面罩给氧,吸入适当浓度的氧（＜40%）可防止肺血管内皮细胞损伤,并可预防紫绀,缓解呼吸困难。对急性期左心力衰竭发作者,可给予 0.2mg/kg 吗啡镇静,每 4～6 小时 1 次,并采取头抬高位,限制钠摄入量。但应避免使血浆钠水平＜130mmol/L。每天应根据需要制定水的摄入量计划,这有助于维持对治疗的反应。

洋地黄类药物在先心病心力衰竭治疗中仍然广泛应用,应依据病情及患者具体情况口服或静脉用药。

用呋塞米 1mg/kg 静脉注射,可产生即刻的利尿效果,可间隔 4～6 小时重复使用,而且剂量可以增加。双氢氯噻嗪 20～40mg/（kg·d）,分 2 次口服,可用于长期治疗,间隔给药治疗有助于预防电解质紊乱。如有急性或慢性肾脏疾病,必须小心使用利尿剂。

严重的心力衰竭,心输出量不能通过其他措施改善时,多巴胺或多巴酚丁胺 5μg/（kg.min）开始,可逐渐增量。硝普钠 0.5～3.0μg/（kg.min）静脉输注,卡托普利 0.5～6.0mg/（kg.d）口服,可降低心脏后负荷。氨力农只在严重心力衰竭在重症监护下短时间应用。

ACE 抑制剂或血管紧张素 II 受体抗剂,也可使中度、重度先天性心脏病心力衰竭患者受益,并能降低病死率,一年病死率平均降低 16%。ACE 抑制剂治疗也能降低先天性心脏病心力衰竭患者的再住院率,减轻症状并减少心脏病发作的次数。治疗期间病人可能出现低血压（3%～6%）、咳嗽（6%）及眩晕（2%~5%），少数有肝功能受损。

β受体阻滞剂治疗先天性心脏病心力衰竭临床处理的证据远较ACE抑制剂多，它同样可以使患者的病死率下降，年病死率下降36%，并使症状减轻，再住院次数减少。由小剂量开始，逐渐增量治疗，副作用较少。在一组应用卡维地洛 0.08mg/kg，一天二次的临床研究中，三个月后，67%的患者心功能改善。平均短轴缩短率由16.2%提高到19%。（籍振国）

1. Bruns LA, Chrisant MK, Lamour JM, et al. Carvedilol as therapy in pediatric heart failure: an initial multicenter experience. J Pediatr, 2001, 138: 505—511

2. Gachara N, Prabhakaran S, Srinivas S, et al. Efficacy and safety of carvedilol in infants with dilated cardiomyopathy: a preliminary report. Indian Heart J, 2001, 53: 74—78

3. Applying standard therapies to new targets: the use of ACE inhibitors and B—blockers for heart failure in adults with congenital heart disease. International Journal of Cardiology, 2004, 97 (supp. 1): 25—33

## 附录四 心脏超声检查在心力衰竭患者诊断和疗效评价中的应用

作为一种无创性的心脏影像和血流动力学检查手段，心脏超声以其廉价、高效、无创，在心力衰竭的诊疗过程中起着主导作用。

1. 谁应该接受心脏超声检查？

所有有心力衰竭症状和体征的患者，包括心肌梗死后的患者，均应尽早接受心脏超声检查，以评估其临床进程、预后，并指导临床用药。与心脏超声相比，临床症状、体征和X线胸片不能准确评估左室收缩功能，常常造成低估心力衰竭病程进展。另一方面，如果患者有心力衰竭症状和体征，而左室收缩功能正常，心脏超声可能发现左室舒张功能障碍的证据，或者否定心力衰竭的诊断。许多药物，如血管紧张素转换酶抑制剂、洋地黄、强效利尿剂等，如果在严重瓣膜狭窄伴心力衰竭患者应用不当，会产生严重后果。因此，心脏超声检查对于指导心力衰竭患者诊断与评价治疗至关重要。

2. 心脏超声影像检查应该收集什么数据？

心脏超声检查应常规获取左侧胸骨旁心脏长轴影像和心尖部长轴影像。如果上述图像效果不理想，则剑突下的心脏超声检查将会提供有益信息。同样，胸骨左缘心脏短轴图像也应同时记录，而不应单纯依赖M型超声测量心腔大小及心脏功能。

(1) 左室整体收缩功能

如果能在胸骨左缘获得清晰的心脏图像，我们常规应用M型超声在此心脏切面上测量左心室的腔径值和心室壁的厚度。在缺血性心脏病的患者中，可能存在心室壁运动障碍，这时应用 M 型超声测量左室收缩功能会出现偏差，不应常规使用。如患者有明显的左心室室壁运动障碍，我们应该应用双平面法，由心尖两腔心切面和心尖四腔心切面，并圈划心内膜内的面积，测定左心室容积，并进一步来测量左室射血分数。总之，不同的方法和不同的心脏切面测量出的左室射血分数之间会有差异。超声报告应如实记录测量左室射血分数的方法和应用切面，因为我们的治疗方案的制定和修改常基于此。与左室造影与同位素左室射血分数相比，心脏超声的测量值并不理想，但仍能为我们提供有价值的信息。

（2）左室局部室壁运动障碍

左室壁的主要节段的运动异常应在超声报告中准确描述出来。

（3）右室的大小和功能

由于解剖原因，用心脏超声对右心室进行功能评估有相当的难度，方法很多，很难标准化。右心室肌层较薄，心室大小易受心脏负荷的影响，故心室腔的径值的变化在一定程度上可反应出心室负荷和心脏功能的变化。

（4）瓣膜功能

应用彩色多普勒标测和脉冲多勒技术，心脏超声很容易探测到异常的瓣膜返流或瓣膜狭窄。超声对返流的敏感性很高，对其严重程度的判定方法很多，心脏超声大致可分为定量和定性两类。无论应用那种方法，均应在报告中详尽描述，以便于前后对比，指导治疗。对于瓣膜的狭窄，心脏超声测量方法有很多种。对于二尖瓣狭窄和主动脉狭窄，从短轴切面直接描记瓣口，从而测量瓣口面积是一种常用的方法。而对于主动脉瓣狭窄，测量跨瓣压差对于指导治疗意义较大。其他较常用的方法是近端血流会聚法（PISA），这是一种定量测量方法，测量者之间差异很大，有经验的操作者测量的数值较准确。

3. 心脏超声是如何指导临床治疗的?

心脏超声在下述方面对于指导临床治疗有重要意义。

(1) 鉴别患者是否存在严重的左室收缩功能障碍。

(2) 鉴别患者是否存在左室舒张功能障碍或右室功能障碍。

(3) 评估瓣膜功能。

4. 帮助鉴别高危的血栓栓塞人群

(1) 严重的左室收缩功能障碍

左心室射血分数是一个简单实用的评估左室收缩功能的指标。多个大规模临床研究都证实,左心室射血分数与患者的生活质量与生存期成正相关,即射血分数越低生活质量越差,生存期越短。新近的 CARE 研究显示,当射血分数小于 40% 时,左心室射血分数每降低 5%,死亡率增加 60%。最近的临床研究显示,当左心室射血分数小于 35% 时,年死亡率为 7%~18%。

另一项评估左心室收缩功能及心力衰竭严重程度的实用指标是左心室舒张末期直径。虽然导致左室收缩功能障碍的原因很多,但心室重构却是它们共同的结局,以心腔扩大、心室壁离心性肥厚为特征。在左心室收缩功能障碍的终末期,心室重构的结果常使左右心室、左右心房同时扩大,心室壁相对变薄,即呈扩张型心肌病样表现。因此,左心室的舒张末期直径可以准确预测心力衰竭病人的预后。许多大型随机对照临床试验证实,左心室舒张末期直径越大,患者预后越差,而其腔径直径缩小后,预后明显改善。如果女性患者左室舒张末期直径大于 65 毫米,男性患者大于 70 毫米,提示预后极差。

(2) 单纯右心衰竭的患者的鉴别诊断

有些患者左心室功能正常,只有孤立的右心衰竭。对这部分患者进行鉴别诊断,针对病因进行治疗,至关重要。如血栓性疾病导致肺动脉栓塞的治疗采用溶栓和抗凝治疗,而低氧血症造成的肺动脉高压的治疗则采用氧疗。

(3) 瓣膜疾病

瓣膜病也是心力衰竭的重要病因,但在临床上常常被误诊,尤以二尖瓣狭窄多见。心脏超声可以准确地提供瓣膜解剖情况和血流动力学状态,为临床决策提供依据。

(4) 血栓风险评价

心脏超声可以评估心力衰竭患者的未来血栓事件的发生概率,及时提示应用华法令抗凝治疗。对血栓风险的评估,应结合临床危险因素和超声检查发现。心腔内如发现有附壁血栓、巨大心房、扩张的心室、左心室功能很差,均是未来血栓事件的高危因素。

下列正常值只供参考(应结合患者身高、体重等具体情况)。

| M型超声检查,左心室正常值范围(平均值±标准差) | |
|---|---|
| 左室舒张末期内径(LVEDD) | $49\pm4$ mm |
| 左室收缩末期内径(LVESD) | $30\pm5$ mm |
| 短轴缩短率(FS) | $38\%\pm6\%$ |
| 室间隔厚度(IVST) | $9\pm1$ mm |
| 室间隔收缩期增厚率(SST) | $51\%\pm19\%$ |
| 左室后壁厚度(PWT) | $8\pm1$ mm |
| 左室壁收缩期增厚率(WST) | $94\%\pm30\%$ |
| 肥厚指数(HI) | $0.34\pm0.05$ |
| 左室质量指数(LVMI) | $91\pm20$ g/m$^2$ |
| 2D-超声检查,左心室正常值范围(平均值±标准差) | |
| 心尖四腔心切面测量值(单平面法) | |
| 左室舒张末容积(LVEDV) | $91\pm21$ ml |
| 左室收缩末容积(LVESV) | $38\pm11$ ml |

| 左室射血分数（LVEF） | 58%±7% |
|---|---|
| 心尖两腔心切面测量值（单平面法） | |
| 左室舒张末容积（LVEDV） | 102±18 ml |
| 左室收缩末容积（LVESV） | 41±14 ml |
| 左室射血分数（LVEF） | 61%±10% |
| 双平面法测量值 | |
| 左室舒张末容积（LVEDV） | 95±18 ml<br>指数 = 55±9 ml/m$^2$ |
| 左室收缩末容积（LVESV） | 39±11 ml<br>指数 = 23±6 ml/m$^2$ |
| 左室射血分数（LVEF） | 59%±7% |
| 每搏量（SV） | 56±14 ml<br>指数 = 32±7 ml/m$^2$ |
| 心输出量（CO） | 3.8±0.9 L/min<br>指数 = 2.2±0.5 L/(m$^2$·min) |
| 左房收缩期前后径（LA） | 3.9±0.5 cm |

超声心动图报告结果的限值

| 左室射血分数（LVEF） | |
|---|---|
| 正常 | 50%～70% |
| 轻度减低 | 40%～49% |
| 中度减低 | 30%～39% |
| 重度减低 | <30% |
| 左房扩大 | 左房收缩期前后径>40mm |
| 右房扩大 | 右房四腔心舒张末期横径>30mm |
| 心室肥厚 | 室间隔厚度或左室后壁厚度>12 mm |
| 左室扩大 | 左室舒张末期直径（男>55mm，女>50mm） |

| | |
|---|---|
| 右室扩大 | 心尖四腔心舒张末期横径 >30mm |

二尖瓣狭窄

| 程度 | 面积 |
|---|---|
| 正常 | 4.0~6.0 cm$^2$ |
| 轻度 | 2.0~2.4 cm$^2$ |
| 轻至中度 | 1.5~1.9 cm$^2$ |
| 中度 | 1.0~1.4 cm$^2$ |
| 重度 | <1.0 cm$^2$ |

主动脉瓣狭窄

| 程度 | 跨瓣压差 |
|---|---|
| 正常 | <5 mm Hg |
| 轻度 | <20 mm Hg |
| 中度 | 20~50 mm Hg |
| 重度 | >50 mm Hg |
| 左室舒张功能减低 | E/A<1 |

(刘　超)

# 附录五 英文专业词汇略语表

| | |
|---|---|
| AAI | 心房按需起搏 |
| ACC | 美国心脏学会 |
| ACE | 血管紧张素转换酶 |
| AFFIRM | 心律干预的房颤随访研究 |
| AHA | 美国心脏协会 |
| ALLHAT | 美国降压降脂治疗预防心脏病发病试验 |
| BPM | 起搏器每分钟起搏心率 |
| CABG | 冠状动脉-主动脉旁路术,即冠状动脉搭桥术 |
| CIBIS—II | 心功能不全者比索洛尔研究—II |
| COMET | 卡维地洛或美托洛尔欧洲试验 |
| COPD | 慢性阻塞性肺病 |
| COPERNICUS | 卡维地洛前瞻性随机累积生存率研究 |
| Ds | 左心室收缩末内径 |
| Dd | 左心室舒张末内径 |
| DIG | 洋地黄研究组 |
| DDD | 心房心室双腔全自动起搏 |
| EPHESUS | 急性心肌梗死后心力衰竭依普利酮疗效和生存率研究 |
| EUROPA | ACE抑制剂降低稳定性冠心病患者心血管事件的欧洲试验 |
| FS | 左心室短轴缩短率 |
| GIK | 葡萄糖-胰岛素-氯化钾液 |
| HOPE | 心脏病后果预防评价研究 |

| | |
|---|---|
| INR | 国际标准化比值 |
| JNC-7 | 美国高血压预防、检测、评估、治疗全国联合委员会第Ⅶ次评估 |
| LVEDD | 左心室舒张期末内径 |
| LVEF | 左心室射血分数 |
| LVESD | 左心室收缩期末内径 |
| MAPHY | 高血压患者美托洛尔预防动脉粥样硬化研究 |
| MDC | 美托洛尔治疗扩张型心肌病试验 |
| MERIT-HF | 心力衰竭应用美托洛尔随机干预试验 |
| NASPE | 北美心脏起搏电生理学会 |
| NCEPATPⅢ | 美国胆固醇教育计划成人治疗组第三次指南，简称 ATPⅢ |
| NYHA | 纽约心脏学会 |
| PTCA | 经皮冠状动脉成形术 |
| RALES | 随机螺内酯评价研究 |
| REVERSAL | 强化降脂与一般降脂治疗对冠状动脉粥样硬化进展的影响 |
| SAM | 二尖瓣收缩期前向运动 |
| SHEP | 老年收缩期高血压研究 |
| SOLVD | 左心室功能不全研究 |
| UKPDS | 英国糖尿病前瞻性研究 |
| VVI | 心室按需起搏 |
| V-HeFTⅠ | 血管扩张剂心力衰竭试验Ⅰ |
| V-HeFTⅡ | 血管扩张剂心力衰竭试验Ⅱ |
| WHO/ISH | 世界卫生组织/世界高血压联盟 |